ANUP KUMAR SAHOO
SOMA JANA

ESTUDO DE ALGUMAS PLANTAS MEDICINAIS NA ÍNDIA

ANUP KUMAR SAHOO
SOMA JANA

ESTUDO DE ALGUMAS PLANTAS MEDICINAIS NA ÍNDIA

ScienciaScripts

Imprint

Any brand names and product names mentioned in this book are subject to trademark, brand or patent protection and are trademarks or registered trademarks of their respective holders. The use of brand names, product names, common names, trade names, product descriptions etc. even without a particular marking in this work is in no way to be construed to mean that such names may be regarded as unrestricted in respect of trademark and brand protection legislation and could thus be used by anyone.

Cover image: www.ingimage.com

This book is a translation from the original published under ISBN 978-620-7-46940-6.

Publisher:
Sciencia Scripts
is a trademark of
Dodo Books Indian Ocean Ltd. and OmniScriptum S.R.L publishing group

120 High Road, East Finchley, London, N2 9ED, United Kingdom
Str. Armeneasca 28/1, office 1, Chisinau MD-2012, Republic of Moldova, Europe
Printed at: see last page
ISBN: 978-620-7-95188-8

Conteúdo

RECONHECIMENTO...3
RESUMO..5
1 INTRODUÇÃO 6
2 ÂMBITO E PLANO DE TRABALHO 12
3 ESTUDO DA LITERATURA 15
4 MATERIAIS E MÉTODOS...34
5 RESULTADOS EXPERIMENTAIS 54
6 DISCUSSÃO 86
7 RESUMO E CONCLUSÃO..93
REFERÊNCIAS..96

DEDICADO
TO
OS MEUS QUERIDOS
PAIS
&
O MEU ESPOUSADO

RECONHECIMENTO

A presente dissertação é o resultado da inspiração e da ajuda de muitas pessoas próximas. Reconhecer integralmente a minha dívida por toda a ajuda que recebi durante a realização do meu trabalho de investigação implicaria a contribuição de muitos nomes.

Para realizar um trabalho de projeto é preciso muita paciência e dedicação. Para além disso, é também importante contar com a orientação de um guia adequado.

S.Y. Manjunath, Diretor do Instituto Srikrupa de Ciências Farmacêuticas, Siddipet, TS-502277, pela sua orientação sagaz e incessante, encorajamento constante, inspiração, críticas incisivas, preparação da leitura do manuscrito, paciência e fornecimento imediato de todos os requisitos ao longo deste trabalho.

V. Rama Mohan Gupta, Diretor, Pulla Reddy Institute of Pharmacy, Medak, Telangana, 502313, pelo seu amável apoio durante a realização do trabalho de tese. Ao longo desta jornada, ele esteve sempre comigo como motivador. Sinto-me sempre encorajado e, sem o seu encorajamento e orientação, este projeto não se teria concretizado.

Os meus sinceros agradecimentos ao Dr. Chiranjib Bhattacharjee, que me deu a oportunidade de me juntar à sua equipa, e pela sua orientação constante, cooperação amável e ambiente de trabalho destemido, serão apreciados em todas as etapas do meu trabalho de investigação.

Aproveito esta oportunidade para expressar os meus sinceros agradecimentos ao Prof. V. Mallareddy, Presidente, ao Sr. Sashidhar Reddy, Secretário e a todos os outros diretores respeitados do Instituto Srikrupa de Ciências Farmacêuticas, Siddipet, Telangana, que facilitaram o acesso aos laboratórios e às instalações de investigação.

A minha gratidão e o meu profundo agradecimento ao Dr. Sandeep Sen, ao Dr. Santosh Kumar. C, ao Dr. Ganesh Kumar Gudas e ao Dr. Arunabha Mallik, que me apoiaram de uma forma muito especial, e que me ajudaram muito.

a eles, através das suas interações pessoais e académicas, as suas sugestões em vários pontos do meu programa de investigação.

Devo a minha sincera gratidão e profundo sentido de consideração ao Dr. Debasis Upadhyay, pela sua inestimável sugestão, orientação inabalável, compreensão simpática, durante todo o meu trabalho de projeto. Nunca o poderei esquecer pelas suas bênçãos, sugestões inestimáveis, orientação inabalável, durante todo o meu trabalho de projeto.

Gostaria de expressar a minha sincera gratidão e os meus profundos agradecimentos ao Dr. Suman Aacharya e ao Dr. Subhas Sahoo, pela sua gentileza e apoio encorajador, bem como pela sua atitude útil durante a realização do trabalho de projeto.

Também transmito os meus cumprimentos ao meu Diretor, ao Diretor e a todos os membros da equipa da Bharat Technology, por me terem proporcionado as instalações e encorajado o apoio durante o meu trabalho.

Do fundo do meu coração, exprimo a minha sincera gratidão ao meu pai, Sr. Banbehari Jana, à minha mãe, Sra. Bandana Jana, ao Dada, ao Boudi e a todos os membros da minha família por me terem encorajado sempre e me terem dado a força de vontade necessária para tornar isto possível. Sem o seu apoio e as suas bênçãos, é impossível chegar a este ponto culminante.

Não sei como agradecer o apoio amoroso que recebi da minha cara-metade, o Dr.

Anup Kumar Sahoo, cujo amor, inspiração, encorajamento, motivação e cooperação desempenharam um papel fundamental na realização do trabalho de investigação.
A minha sincera gratidão vai sempre para o Todo-Poderoso pela inspiração, força mental não só para esta dissertação, mas também para todo o fôlego de vida. Curvo a minha cabeça a Deus por me ter sempre comigo.
Por fim, agradeço a todos os que me ajudaram em todas as fases do trabalho, direta ou indiretamente, e cuja iniciação em todas elas...

Soma Jana

RESUMO

Os medicamentos populares socialmente tradicionais, baseados principalmente em plantas, ocupam atualmente uma posição de grande estima, especialmente nos países em desenvolvimento, onde as instalações modernas de cuidados de saúde são limitadas em áreas remotas. Os remédios indígenas seguros, substanciais e acessíveis ganharam popularidade entre as comunidades da sociedade civil e rústica da Índia.

Tendo em conta a potencialidade das plantas medicinais como fonte de constituintes activos para a criação de novas moléculas de medicamentos, foram selecionadas três ervas comuns, *Mikania scandens, Croton bonplandianum* e *Eupatorium triplinerve*, para as respectivas análises fitoquímicas e farmacológicas.

Estas três plantas foram colhidas em várias regiões do distrito de Purba Midnapur, Bengala Ocidental, Índia. Os constituintes em pó das plantas foram extraídos com éter de petróleo, clorofórmio, etanol utilizando o aparelho Soxhlet e o extrato aquoso foi preparado por processo de maceração.

Foram efectuadas investigações fitoquímicas primárias dos extractos destas plantas e verificou-se que continham flavonóides, taninos, alcalóides, glicosídeos, fitoesteróis e saponinas.

Existem vários relatórios científicos que indicam que estas plantas, em extractos etanólicos e aquosos, contêm compostos polifenólicos como flavonóides e taninos e outros fitoconstituintes como alcalóides, glicosídeos, saponinas e esteróides. A literatura também indica que os compostos polifenólicos também estão presentes nestas plantas com propriedades activas.

Foi realizado um estudo mais aprofundado dos extractos etanólicos e aquosos das partes aéreas das plantas selecionadas para diferentes actividades, tais como actividades antiulcerosas, trombolíticas, antioxidantes, antidiarreicas e antimicrobianas. Também se procedeu ao isolamento e à caraterização dos constituintes activos do extrato aquoso da planta *M. scandens* utilizando cromatografia em coluna, TLC preparativa e estudos espectrais como as técnicas de espetroscopia de infravermelhos, RMN e MASS e a avaliação da formulação à base de plantas dos extractivos selecionados.

A formulação poli-herbácea (PHF) foi preparada utilizando o extrato aquoso de plantas selecionadas (*M.scandens, C.bonplandianus, E.triplinerve*) na proporção 1:1:1 e avaliada por diferentes parâmetros como o teste de clareza, o aspeto físico, o pH e o método de ensaio.

O composto puro e isolado do extrato aquoso de *M.scandens* (ICAMS) e a formulação poli-herbácea (PHF) foram testados quanto às actividades antiulcerosa, trombolítica e antioxidante.

Assim, estas três ervas não cultivadas abundantes de distritos de terras planas de Bengala Ocidental, na Índia, possuem compostos anti-úlcera, trombolíticos, antioxidantes, antidiarreicos e antimicrobianos cuja avaliação quantitativa para aplicação terapêutica deve ser efectuada em futuros trabalhos de investigação.

1 INTRODUÇÃO

As plantas são fonte de inúmeros compostos elegantes com diversas actividades biológicas. Os produtos naturais úteis são obtidos através de numerosas reacções bioquímicas em diversas espécies. As interações dos organismos com o seu ambiente e entre si para a sobrevivência e a seleção natural geram uma variedade de substâncias químicas primárias e secundárias que mantêm a sua existência e aptidão. Os seres humanos têm vindo a utilizar este repertório de diversos produtos bioquímicos primários e secundários para os seus cuidados de saúde e outros fins essenciais à sua sobrevivência. As plantas naturais são um depósito abundante de moléculas bioactivas que são utilizadas individual e/ou cumulativamente como remédios à base de plantas para curar várias doenças.

Os produtos naturais provenientes de plantas inteiras, partes e exsudados, na forma pura e isolada, são de importância primordial para o tratamento de doenças humanas [13]. Para os cuidados de saúde primários, os países desenvolvidos que dependem de medicamentos alopáticos específicos também estão a consumir cada vez mais estes compostos naturais e medicamentos tradicionais de origem vegetal devido aos seus efeitos secundários mais reduzidos e à sua melhor compatibilidade [4-5].

A fitoquímica ocupa-se da análise, síntese, rastreio de todos os metabolitos primários e secundários de diferentes plantas e do exame da sua eficácia como terapêutica potencial.

1.1 Plantas medicinais

"Sem plantas não há persistência de vida e as plantas são bases indispensáveis da medicina" [6]. O termo "plantas medicinais" envolve diferentes tipos de plantas, as suas partes, extractos ou os seus compostos bioactivos isolados que são utilizados como medicamentos à base de plantas ou terapêuticos. A Organização Mundial de Saúde (OMS) define "Planta medicinal é a planta que, num ou mais dos seus componentes, contém substâncias que podem ser úteis para fins terapêuticos, ou que são pioneiras para a semi-síntese quimiofarmacêutica" [7]. Estas são as "fontes comuns" de medicamentos ou a "espinha dorsal" da medicina tradicional. Basicamente, as plantas medicinais foram agrupadas em cinco formas de crescimento: (a) árvores (63,5%), (b) trepadeiras (15,4%), (c) ervas (11,5%), (d) arbustos (9,6%) e, principalmente, (e) folhas (40,3%) [8]. A classificação das plantas medicinais em função do seu hábito mostrou que cerca de (i) 33% são árvores, (ii) 32% ervas, (iii) 20% arbustos, (iv) 12% trepadeiras e (v) 3% outras [9].

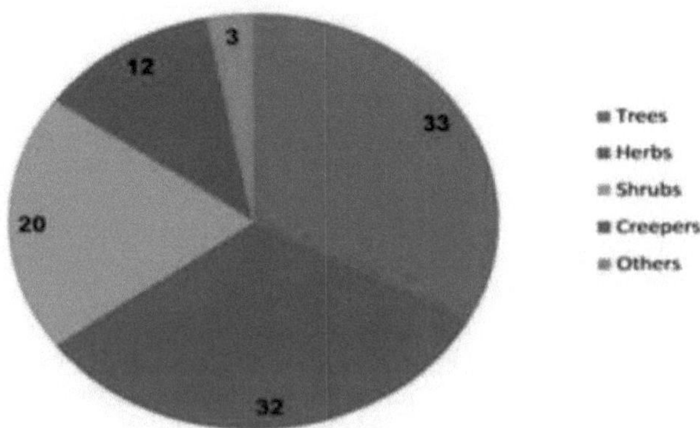

Figura 1.1. Distribuição percentual das plantas medicinais e aromáticas (PAM) na Índia [9]

Na Índia, a maioria das plantas medicinais pertencentes a plantas com flores superiores está classificada em 386 famílias e 2200 géneros [10]. As plantas medicinais indígenas de cada país são componentes importantes das ciências médicas. A etnobotânica lida com a origem, o isolamento e o enriquecimento, a investigação e o desenvolvimento de medicamentos naturais a partir de plantas [11]. Assim, a procura de plantas medicinais está a aumentar progressivamente e as plantas medicinais são utilizadas em sistemas de medicina tradicionais, complementares e alternativos. Estas plantas estão no centro do desenvolvimento da indústria farmacêutica que, por um lado, procura, isola, enriquece e vende constituintes medicinais activos e, por outro, produz medicamentos sintéticos a partir de produtos naturais.

A procura de novos medicamentos está associada à "etnobotânica e à etnofarmacologia", a partir das quais encontramos diferentes fontes e classes de compostos. No processo de desenvolvimento de novos medicamentos a partir de plantas medicinais, muitos compostos farmacológicos podem ser selecionados, isolados e identificados com a ajuda de diferentes técnicas cromatográficas, como a cromatografia líquida de alta eficiência seguida de espetrometria de massa por cromatografia líquida, cromatografia gasosa, espetrofotometria de massa e ressonância magnética nuclear [12].

Asteraceae ou Compositae [13] é a segunda maior família de plantas com flor com a mais ampla distribuição [14]. A família inclui plantas anuais, perenes, coberturas de solo, videiras, arbustos e algumas pequenas árvores. A família também tem caraterísticas muito distintas como a inflorescência capitular. Entre as tribos Asteraceae, o género *"Mikania"* tem mais de 430 espécies distribuídas principalmente nas regiões tropicais[15]. O nome *"Mikania"* é atribuído ao Professor Joseph Gottfried Mikan (1743-1814), e *"Scanden"* tem origem no latim *"scandere"* que significa "trepar"[16-18]. *Mikania scandens* (L.) Willd. (Asteraceae) é uma erva herbácea trepadeira com pecíolos longos, folhas opostas e inflorescência capitular cultivada nas planícies da Índia e do Bangladesh [19]. A Ayapana (*Eupatorium triplinerve* syn. *Eupatorium ayapana* syn. *Ayapana triplinervis*) com aroma nas folhas é uma erva perene erecta pertencente à mesma família Asteraceae.

A família Euphorbiaceae ou spurge é uma das famílias de plantas com flores amplamente distribuídas, vulgarmente conhecidas como eufórbias. Esta família inclui ervas, arbustos ou árvores e apresenta uma grande variação nos seus hábitos. A planta *Croton bonplandianus* (sinónimo *Croton bonplandianum*, *Croton sporsiflorus* Morong) vulgarmente conhecida como Bantulsi, Kala bhangra ou Paitiya (Marma). *C. Bonplandianus* é uma erva lenhosa ramificada, com <0,5 metros de altura. As flores são unissexuais, minúsculas, cor de pêssego, em forma de globo pequeno, as flores masculinas têm numerosos estames e as flores femininas são tricarpelar, botões de flores em espigas direitas com frutos verdes [20].

1.2 Estudo de tratamentos antiulcerosos

A úlcera é originalmente uma doença gastrointestinal comum não fatal caracterizada pela descamação de tecido inflamado [21-22]. A úlcera péptica causa uma morbilidade e mortalidade consideráveis [23] e pode ser crónica, um aglomerado de doenças heterogeneamente recorrentes de etiologia multifatorial. Com base na origem anatómica, é principalmente classificada como úlcera gástrica (20%) e úlcera duodenal (80%). *A Helicobacterpylori* é a principal bactéria da úlcera péptica. O desequilíbrio entre os factores agressivos e protectores [24-25], o excesso de secreção de ácido gástrico, a inibição da síntese de prostaglandinas, a redução do fluxo sanguíneo gástrico e da motilidade gástrica [26] estão associados à patogénese das úlceras gástricas. Outros factores menos importantes, como o uso abundante de medicamentos anti-inflamatórios não esteróides (AINE), o consumo de tabaco, o stress psicológico e a condição patológica Síndrome de Zolliger-Ellision (ZES) também contribuem para a úlcera [27]. Cerca de 4% das úlceras gástricas podem ser causadas por tumores malignos [28].

Os medicamentos sintéticos e as terapias múltiplas são amplamente utilizados no tratamento de várias úlceras, que têm efeitos adversos. Por exemplo, a ranitidina e outros bloqueadores dos receptores de hidrogénio e os inibidores da bomba de protões, como o omeprazol, são normalmente utilizados para controlar a secreção de HCl. No entanto, há relatos de efeitos adversos e recaídas que ocorrem durante o uso prolongado [29]. Consequentemente, nos países em desenvolvimento e, atualmente, também nos países desenvolvidos, tenta-se curar esta doença psicossomática com remédios à base de plantas antiulcerosos disponíveis localmente, devido à sua melhor aceitabilidade cultural, compatibilidade natural com o corpo humano, menores efeitos secundários, eficácia económica e clínica [30].

1.3 Estudo da atividade trombolítica

O sistema hemopoiético humano sofre de diferentes perturbações, nomeadamente anemia, púrpura, hemofilia, trombose e doenças relacionadas com a coagulação. A trombose é uma das principais doenças sanguíneas críticas e uma ameaça para a vida. Várias doenças tromboembólicas, como a trombose venosa profunda, a embolia pulmonar, o enfarte do miocárdio, o acidente vascular cerebral e o enfarte do miocárdio são as principais causas de mortalidade nos países avançados [31]. Por isso, as terapias antitrombóticas, fibrinolíticas e tromboliticas e os anticoagulantes têm grande efeito na cura da trombose e na prevenção de distúrbios tromboembólicos [32-33].

Em termos farmacológicos, a trombólise é expressa como a decomposição dos coágulos sanguíneos [34], o que é vulgarmente conhecido como "desativação de coágulos". Basicamente, os trombolíticos são utilizados para tratar a trombose ou a formação de coágulos ou trombos nas veias e artérias. As diferentes doenças tromboembólicas e as várias doenças cardiovasculares aterotrombóticas, como o enfarte do miocárdio ou o enfarte cerebral, são eventualidades agudas dos coágulos nas vasculaturas. Os trombolíticos, quando administrados por via intravenosa, actuam activando a fibrinólise secundária pela plasmina através dos análogos do ativador do plasminogénio tecidular (tPA) - que geralmente ativa a plasmina. O plasminogénio, um precursor da plasmina, dissolve o coágulo destruindo a fibrina [35].

Atualmente, vários trombolíticos, como os activadores do plasminogénio tecidular (t-PA), a estreptoquinase (SK), a uroquinase, a alteplase, a anistreplase, a reteplase e a saruplase, dissolvem o trombo nas veias e artérias [36-38]. No entanto, alguns dos principais inconvenientes são a dose elevada, a tendência para a hemorragia, as reacções anafilácticas graves, a hemorragia, a inespecificidade e as reacções alérgicas. Para evitar a imunogenicidade, o tratamento múltiplo com estreptoquinase é restrito [39]. Por conseguinte, os cientistas estão a procurar uma alternativa melhor e à base de plantas, estando a ser explorados produtos naturais de plantas tradicionais para testar o seu potencial trombolítico e anticoagulante [40].

1.4 Estudo de antioxidantes

Os antioxidantes são biomoléculas que inibem ou retardam a produção de radicais livres e a peroxidação lipídica, responsáveis pelo envelhecimento e por muitos problemas de saúde dos seres humanos [41-42]. O radical livre é conhecido como um eletrão não emparelhado que se desloca nas camadas periféricas de um núcleo atómico. Estes são formados a partir das espécies moleculares de oxigénio denominadas espécies reactivas de oxigénio (ROS) que causam danos a muitas moléculas centrais para a regulação metabólica, aceitando os seus electrões a fim de atingir a estabilidade orbital. Os radicais livres, como as ROS e as NOS, devido às suas caraterísticas especiais, podem iniciar a peroxidação lipídica, quebrar as cadeias de ácidos nucleicos e oxidar praticamente todas as moléculas da membrana biológica, resultando em lesões celulares. É fundamental compreender a importância da relação entre as espécies reactivas de oxigénio e os antioxidantes em várias doenças humanas. As ROS podem ser oxigénio ativado, radicais de aniões superóxido (.O_2^-), radicais hidroxilo (OH-), H_2O_2 e oxigénio singlete que podem oxidar moléculas reduzidas [43].

Os fitoquímicos naturais têm sido responsáveis por uma vasta gama de propriedades antioxidantes [44]. Os compostos polifenólicos, juntamente com os flavonóides derivados de plantas, são os antioxidantes mais potentes e úteis [41]. Os antioxidantes podem funcionar como enzimas no processo de metabolismo. Os constituintes bioactivos com propriedades antioxidantes presentes em diversos tipos de plantas são potentes para prevenir ou controlar doenças através da inibição das actividades oxidantes de ROS e NOS.

1.5 Estudo antidiarreico

A diarreia é a doença infecciosa gastrointestinal de origem hídrica indicada pelo aumento da frequência da evacuação fecal com fezes semi-sólidas ou soltas e líquido aquoso, perda excessiva de electrólitos por vezes com sangue ou membrana mucosa, muito mais do que o normal para um indivíduo [45]. É causada pela inconsistência entre o processo de secreção e absorção no intestino [46]. É a principal causa da maior parte da morbilidade e mortalidade dos bebés e das crianças, em especial dos que estão malnutridos [47].

Os vírus, os protozoários, os helmintos, os distúrbios intestinais e os factores imunológicos podem causar diarreia nos seres humanos. Bactérias como *Staphylococcus aureus* Gram positivo e *Salmonella typhi* [48], *Escherichia coli* Gram negativo [49] e espécies de fungos como *Candida albicans* [50] são os principais agentes causadores de diarreia. Outras razões são o saneamento deficiente e imperfeito, as condições não higiénicas e a subnutrição nas crianças dos países em desenvolvimento. Os factores causais são a água potável contaminada, a água poluída, a carne e os ovos cozidos não cozidos, a cozedura não higiénica, os sais biliares, as hormonas, a síndrome do intestino irritável e a intoxicação.

Para o tratamento da diarreia, no caso de crianças ou adultos, a administração de SRO (Sal de Reidratação Oral) constitui um passo inicial para reduzir a perda de electrólitos obrigatórios e proteger a osmolaridade dos fluidos corporais [51]. Vários medicamentos sintéticos, como o difenoxilato, a loperamida e o furoato de diloxanida, reduzem geralmente a diarreia e a disenteria causadas por infecções por protozoários. Os bloqueadores dos receptores muscarínicos, como o sulfato de atropina e o racecadotril, são úteis no tratamento da diarreia. Mas todos estes fármacos sintéticos têm efeitos adversos graves, como broncoespasmo de permeabilidade, vómitos e obstipação. Por conseguinte, para o tratamento e gestão destas doenças, a Organização Mundial de Saúde salientou a importância dos produtos à base de plantas [52].

1.6 Estudo antimicrobiano

Nos países em desenvolvimento de todo o mundo, as doenças infecciosas são a principal causa de morbilidade e mortalidade [53]. Segundo a OMS, estas continuam a ser a segunda principal razão de morte prematura a nível mundial [54]. A sua influência é superior devido à relativa inacessibilidade aos medicamentos e ao aparecimento de uma resistência generalizada aos medicamentos. As bactérias, em geral, possuem a capacidade genética de obter e transmitir resistência aos medicamentos [55]. O problema da resistência microbiana e da toxicidade a ela associada, considerado um dos principais problemas de saúde pública, está a desenvolver-se de dia para dia e a atenção dada à utilização de medicamentos antimicrobianos nos próximos dias é ainda ambígua.

Uma vez que os micróbios estão a tornar-se resistentes aos medicamentos antimicrobianos dispendiosos, a descoberta de um antimicrobiano novo, natural e barato, sem efeitos secundários, é um trabalho de investigação obrigatório para os cientistas de todo o mundo [56]. Uma grande variedade de metabolitos secundários, como taninos, terpenóides, alcalóides, flavonóides e outros produtos naturais de plantas tradicionais e abundantes, pode combater infecções microbianas [57].

1.7 Formulação poli-herbácea de extractos aquosos de *M.scandens, C.bonplandianus, E.triplinerve* [PHF]

Qualquer formulação que pertença a duas ou mais ervas é conhecida como formulação poli-herbácea. Os constituintes activos da combinação poli-herbácea actuam de forma sinérgica e a melhor combinação previne várias doenças como úlcera, trombolítica, diarreia, actividades antioxidantes e antimicrobianas através de uma combinação de mecanismos multifactoriais. A procura da formulação poli-herbácea deve-se à sua elevada eficácia, à sua vasta gama terapêutica, à redução do risco de efeitos secundários nocivos, ao facto de ser ecológica, barata e relativamente mais fácil de obter do que os medicamentos alopáticos. Atualmente, os cientistas estão a tentar explorar o desenvolvimento de uma nova terapia poli-herbácea ou a utilização de uma antiga formulação poli-herbácea tradicional que tem sido utilizada há muitas décadas, como a Ayurveda, cuja história remonta a

5000 a.C., é um dos antigos sistemas de cuidados de saúde [58]. Embora a formulação poli-herbácea seja comummente utilizada em muitas partes do mundo, ainda faltam provas científicas. Muitos fitoterápicos ainda estão a ser avaliados *in vivo* e não foram objeto de ensaios clínicos. Além disso, não foram efectuadas avaliações de segurança, tais como estudos toxicológicos. É necessário tempo para avaliar a formulação poli-herbácea utilizando métodos científicos como ensaios clínicos, possíveis compostos bioactivos e mecanismo de ação para o mundo futuro.

2 ÂMBITO E PLANO DE TRABALHO

1.8 Objetivo e âmbito do estudo

Nos países em desenvolvimento, a medicina tradicional e à base de plantas, incluindo a prática medicinal popular, contribui para cerca de 70% dos remédios para a saúde da população, devido à sua melhor acessibilidade cultural, ao preço acessível, à consistência e à fiabilidade comprovada pelo tempo. A população continua a depender da medicina à base de plantas devido aos efeitos secundários da maioria dos medicamentos modernos. Assim, foi selecionado para a presente investigação um produto vegetal com provável potencial fitoterapêutico.

A medicina tradicional e a informação etnobotânica desempenham um papel importante na investigação científica, especialmente quando os dados da literatura e do trabalho de campo foram corretamente avaliados. O conhecimento e a utilização de medicamentos à base de plantas para o tratamento de várias doenças entre várias tribos de Bengala Ocidental continua a ser uma parte importante da sua vida e cultura. A informação etnomedicinal oferece oportunidades suficientes para estudar os seus princípios activos em termos de pesquisa dos medicamentos modernos.

Foram encontradas várias espécies de plantas medicinais na Índia, de acordo com o seguinte

O género *Mikania* é o maior do seu género na tribo Eupatorieae (Asteraceae). Entre eles, os seguintes são usados medicinalmente: *M. glomerata, M. laevigata, M. cordata, M. micrantha, M. cordifolia, M. minima, M. scandens* [59].

Do mesmo modo, *Croton* é um grande género da família Euphorbiaceae que compreende cerca de 1 300 espécies de árvores, arbustos e ervas distribuídas nas regiões tropicais e subtropicais do mundo. As espécies mais comuns na Índia são o *C. tiglium*, o *C. reticulatus*, o *C. oblongifolius*, o *C. caudatus*, o *C. laevigatus* e o *C. bonplandianus* [60].

Por outro lado, o género Eupatorium (Asteraceae) inclui várias espécies utilizadas na medicina popular como *E. odoratum, E. paniculatum, E. adenophorum, E. cannabinum L, E. laevigatum Lam., E. perfoliatum L., E. purpureum L, E. triplinerve Vahl* [61-64].

Entre as várias espécies disponíveis, *as* plantas *Mikania scandens* (L) Willd, *Croton bonplandianum* Baill e *Eupatorium triplinerve* Vahl têm sido utilizadas tradicionalmente pelas tribos de Bengala Ocidental para o tratamento de várias afecções e doenças. As plantas *Mikania scandens* (L) Willd [65-67], *Croton bonplandianum* Baill [68-69], *Eupatorium triplinerve* Vahl [70-71] são amplamente utilizadas como agentes antiulcerosos, trombolíticos, antioxidantes, antidiarreicos e antimicrobianos desde os tempos primitivos e reivindicam a sua atividade promissora. Não existe qualquer prova científica que apoie a utilidade destas plantas ou produtos vegetais contra estas doenças. Por isso, o autor considerou imperioso e indispensável eleger estas plantas para o presente estudo. Nesta dissertação, a fim de fornecer um apoio científico às reivindicações folclóricas recolhidas durante a pesquisa de campo e para substanciar a sua atividade farmacológica em vários modelos animais recomendados. Os seguintes trabalhos de investigação foram tentados.

A literatura disponível de todas as fontes científicas revelou pouco trabalho de investigação sobre estas plantas medicinais selecionadas. O exame fitoquímico de vários extractos também foi realizado para descobrir a presença de possíveis fitoquímicos nos extractos em estudo.

A seleção das plantas para o presente estudo foi realizada com base na sua -

1. Disponibilidade fácil.
2. Amplas alegações etnomédicas de atividade terapêutica.
3. Menor grau de resultados da investigação até à data.

1.9 Plano de trabalho

2.2.1 Investigações fitoquímicas preliminares

I. Recolha e autenticação das plantas selecionadas, *Mikania scandens* (L) Willd, *Croton bonplandianum* Baill e *Eupatorium triplinerve* Vahl.

II. Extração sucessiva das partes aéreas da planta com solventes, por ordem crescente de polaridade.

III. Determinação dos fitoconstituintes presentes nos extractivos.

2.2.2 Estudos farmacológicos

I. Avaliação do estudo de toxicidade aguda.

II. Estudo da atividade antiulcerosa pelo método de ligadura do piloro. Foram observados os seguintes parâmetros.

a. Conteúdo do suco gástrico.
b. P^H do suco gástrico.
c. Acidez livre.
d. Acidez total.
e. Índice de úlceras.
f. Percentagem de proteção das úlceras.

III. Avaliação da atividade trombolítica pelo método de lise do coágulo.

IV. Avaliação da atividade antioxidante através do método de eliminação do radical DPPH.

V. Avaliação da atividade antidiarreica pelo método induzido pelo óleo de rícino. Foram estudados os seguintes parâmetros

a. Tempo médio de início da diarreia .
b. Número total médio de fezes.
c. Média do número de fezes húmidas .
d. Peso médio das fezes húmidas .

VI. Avaliação das actividades antimicrobianas através da utilização de diferentes métodos.

a. Medição da zona de inibição pelo método de difusão em poço de Agar.
b. Determinação da concentração inibitória mínima (CIM).
i. Concentração bactericida mínima (CBM).
ii. Concentração fungicida mínima (CFM).
c. Avaliação da capacidade bactericida e bacteriostática.

2.2.3 Análise estatística

Graph Pad Prism, Versão 4.03, Análise de Variância de uma via (ANOVA) seguida do teste de Dunnett.

2.2.4 Isolamento e caraterização dos constituintes activos dos extractos selecionados de *Mikania scandens* (L) Willd

a. Cromatografia em coluna e TLC preparatória .
b. Caracterização por estudos espectrais (IR, NMR e espetroscopia de massa).

2.2.5 Formulação e avaliação da formulação poli-herbácea dos extractos selecionados

2.2.6 Avaliação farmacológica da formulação poli-herbácea e do composto isolado

a. Atividade antiulcerosa.

b.   Atividade trombolítica.

c.   Atividade antioxidante.

1.10   Fundamentação do estudo

Na era pós-GATT-OMC (Acordo Geral sobre Pautas Aduaneiras e Comércio-Organização Mundial do Comércio), é essencial que cada país desenvolva a sua própria molécula de medicamento para se tornar autossuficiente em matéria de medicamentos. O nosso país, a Índia, possui uma biodiversidade rica e muitas das plantas medicinais tradicionalmente utilizadas não são exploradas/ investigadas de forma significativa. No presente estudo, procura-se estudar cientificamente três dessas plantas medicinais tradicionalmente utilizadas: *Mikania scandens, Croton bonplandianus e Eupatorium triplinerve.*

Uma vez que os praticantes nativos afirmam que as plantas acima mencionadas são utilizadas no tratamento de várias doenças, foram selecionadas três plantas para o estudo.

1.11   Fundamentação da seleção dos modelos experimentais

Foram selecionados para o estudo os seguintes modelos experimentais

❖   Modelo de ligadura do piloro,

❖   Modelo de lise do coágulo,

❖   Atividade de eliminação de radicais DPPH,

❖   Diarreia induzida por óleo de rícino,

❖   Atividade antimicrobiana,

Em todos os modelos experimentais acima referidos, os fitoconstituintes, como os compostos polifenólicos, desempenham um papel importante.

Os medicamentos atualmente disponíveis no mercado produzem efeitos adversos graves. Assim, para descobrir a possível medicina alternativa para o tratamento das doenças acima referidas, foram selecionados os modelos para o estudo.

3 PESQUISA BIBLIOGRÁFICA

Este capítulo trata da informação botânica e do levantamento da literatura sobre as plantas selecionadas nos presentes estudos. Foi anexado um levantamento geral da literatura de todas as fontes científicas disponíveis para o presente estudo.

As plantas selecionadas para o estudo incluem

A. *Mikania scandens* (L) Willd (Família : Asteraceae)

B. *Croton bonplandianus* Baill (Família : Euphorbiaceae)

C. *Eupatorium triplinerve* (Vahl) (Família : Asteraceae)

3.1 *Mikania scandens* (L) Willd

3.1.1 Introdução da planta de *Mikania scandens*

Nome	*Mikania scandens* (L) Willd
Família	Asteraceae
Sinónimo [71]	*MOaniisi cordata* (Burnì, f.)B.L. Robinson
Nomes comuns [72]	Erva de cânhamo trepadeira, Cânhamo trepadeira, Escalada Boneset , Guaco

Nomes vernáculos [74]

Línguas	Nomes
Inglês	Erva de cânhamo trepadeira, gesso piolho
assamês	Japão
bengali	Taralota / Banchhalata
francês	Liane margoze
Português	Guaco

3.1.2 Origem e distribuição geográfica [75]

É uma trepadeira herbácea de vida longa que cresce até 2,5-3,0 metros de comprimento. Encontra-se normalmente trepada em arbustos nas zonas húmidas da parte costeira. Normalmente, a baixas altitudes, nas margens dos lagos, os pântanos preferem locais húmidos, particularmente pântanos, margens de riachos, zonas húmidas, perto da borda da água, com pelo menos sol parcial e solo P^H entre 5,7-7,5 matagais. No entanto, encontra-se por vezes mais para o interior.

Também se encontra no norte do México, nas Bahamas e no sul dos Estados Unidos. É nativa dos EUA e a sua distribuição estende-se à Índia, Srilanka, China, Bangladesh e África. É uma erva daninha nociva no Havai e noutras ilhas do Pacífico.

3.1.3 Caracteres botânicos

Descrição da planta: Geralmente, as folhas são simples, opostas e, no máximo, triangulares ou em forma de coração, acuminadas, grosseiramente dentadas ou com lóbulos pouco profundos e irregulares (sinuados), com 2-9 cm de largura e 3-14 cm de comprimento, com uma base profundamente cordada. As folhas têm 3-7 veias basais fortes, com uma venação palmada e estão dispostas de forma oposta em nós inchados [76].

Caule : São ramificados, ligeiramente quadrangulares, esparsamente a densamente pubescentes.

Descrição floral: Trata-se de pequenas cabeças de 5-7 mm de comprimento, agrupadas em panículas (corimbos) modificadas, laterais e terminais, de topo redondo, com quatro brácteas involucrais, linear-lanceoladas, de 4-5 mm de comprimento, atenuadas, muitas vezes de tonalidade púrpura, com uma bráctea adicional mais pequena, corola rosa, púrpura clara ou raramente branca [77].

Época de floração: fim de agosto a outubro [78-79].

Polinizadores : Flores tubulares pequenas e agregadas e nectários florais sugerem a polinização por insectos. As inflorescências compostas atraem uma grande variedade de polinizadores como borboletas, abelhas, moscas e escaravelhos [80].

Tipo de fruto : O fruto indeiscente é um aquénio, oblongo, com 1,5 a 2,5 mm de comprimento, achatado, elíptico, com pêlos brancos ao longo das nervuras, com pappus branco no ápice com glandular, preto acastanhado ou cinzento-escuro a preto, quinquelado [81-82].

Descrição da semente: A semente é dispersa com o aquénio. Estes são cotilédones que são erectos e solitários [83].

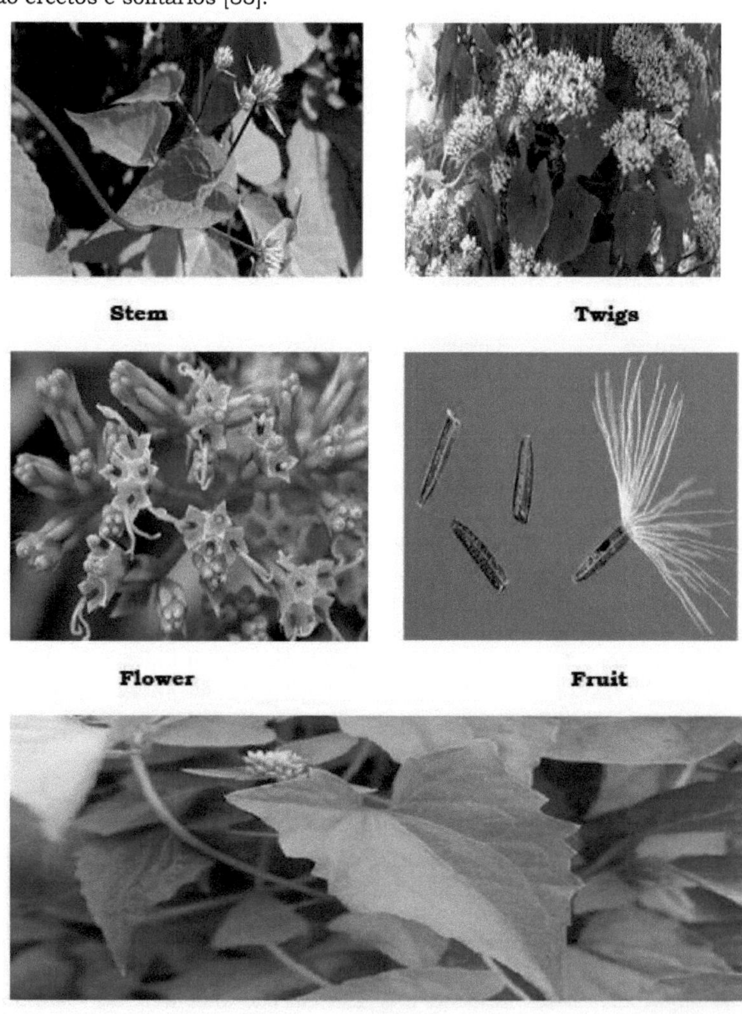

Figura 3.1 Fotografias de *Mikania scandens* e das suas partes aéreas

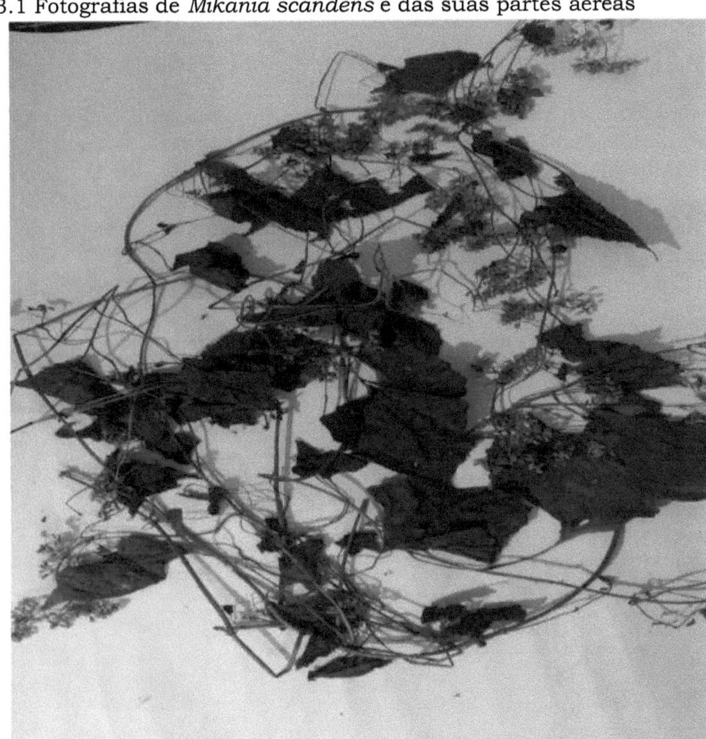

FOTOGRAFIA DE HERBERIUM DE *MIKANIA SCANDENS*

3.1.4 Espécime e autenticação

As partes aéreas de *M.scandens foram* colhidas durante junho-julho de 2013 em zonas rurais do distrito de Midnapore, em Bengala Ocidental, na Índia, e autenticadas pelo cientista V.P. Prasad, Central National Herbarium, Botanical Garden, Howrah, Índia (Voucher n.º CNH/57/2014/Tech.II /278).

3.1.5 Perfil da planta

Reino Unido	Plantae - Plantas
Sub-reino	Tracheobionta - Plantas vasculares
Super divisão	Spermotophyta - Plantas com sementes
Divisão	Magnoliophyta - Plantas com flores
Classe	Magnoliopsida - Dicotiledóneas
Subclasse	Asterídeos
Encomendar	Asterales
Família	Família Asteraceae-Aster
Género	*Mikania* willd-cânhamo
Espécies	*Mikania scandens* (L) cânhamo trepador

3.1.6 Informações etnomédicas

O sumo das folhas frescas é útil para a atividade hemostática em feridas e também é utilizado como analgésico [84]. Para obter alívio da dor e dos tecidos danificados, a pasta de folhas frescas é utilizada após um ligeiro aquecimento em músculos magoados e as folhas frescas são aplicadas em comichões sob a forma de cataplasma.

Para as comichões, os malaios utilizam a planta inteira e, em Java e na África do Sul, para aplicar cataplasma nas feridas [85]. As folhas frescas têm propriedades anticoagulantes que são utilizadas pelos Lodhas e Oraons. No Sudeste Asiático, sabe-se que as folhas são utilizadas para tratar comichão e feridas. A planta é utilizada pelos Thongas como antídoto contra a picada de escorpião [86].

Os Seminoles utilizam esta planta para o tratamento de tumores [87]. As plantas inteiras são plantadas como ornamental, cultura de cobertura e alimento para o gado [88].

3.1.7 Informações fitoquímicas

Lactona sesquiterpénica: Mikanolida, Dihidromikanolida, Scandenolida, Dihidroscandenolida, Desoximikanolida, Miscandenina, Desoximikanolida [89-92].

Ácidos deterpénicos e fitosterol: ácido kaurénico, ácido butiriloxi-kaurénico, ácido benzoiloxi-kaurénico Estigmasterol, β-sitosterina [93].

Vitamina: Vitamina A, Vitamina C, Vitamina B, Friedelina, Efifriedinol [94].

Óleo essencial das folhas : β-cariofileno, δ-cadineno, α-cubebeno, ácido 1,2 benzeno dicarboxílico [95].

Flavonóides: Mikanin [96].

Estruturas dos constituintes químicos de *Mikania scandens*

Deoxymikanolide

Scandenolide

Mikanolide

Dihydromikanolide

Stigmasterol (1)   β-Sitosterol (2)

3.1.8 Informações farmacológicas

O extrato alcoólico aquoso das flores e das partes aéreas de *Mikania scandens* apresenta propriedades anti-inflamatórias [97], propriedades neurofarmacológicas [98] e potencial alelopático [99], respetivamente. Os extractos aquosos de metanol das folhas de *M. scandens* apresentam atividade analgésica e antioxidante [100]. O extrato metanólico da planta inteira e das partes aéreas de *Mikania scandens* possui uma atividade analgésica distinta [101] e uma atividade estrogénica [102]. O extrato etanólico das folhas de *Mikania scandens* possui um efeito hepatoprotector contra a hepatotoxicidade induzida pela isoniazida em ratos [103].

3.2 *Croton bonplandianus* Baill

3.2.1 Introdução da planta de *Croton bonplandianus* Baill

Nome	*Croton bonplandianus* Baili
Família	Euphorbiaceae (família do rícino)
Sinónimo	*Snt.rn Sooplusdianum* Baili, *Snt.rn spιoriSorus* Morong
Nomes comuns	Ban tulsi, tulsi da selva

Nomes vernáculos [104]

Línguas	Nomes
Inglês	Cróton de Bonpland, Cipreste de três folhas
Hindi	Kala Bhangra , Ban tulsi
assamês	Bon tulsi
Odiya	Bana tulashi
Tamil	Caminho de ferro Poondu, Reilpoondu ,Eliamanakku
Telugu	Mirapa tuppa, Pichhi mirapa, Kukka mirapa
Kannada	Alfa bedhi soppu
nepalês	Mirchaiya Jhaar
Marati	Krotona, Krotona tela

3.2.2 Origem e distribuição geográfica

É uma das plantas ornamentais mais comuns, cultivada em terrenos baldios, solos arenosos e argilosos, bermas de estradas, linhas de caminho de ferro, nas zonas rurais de Malda, Bengala Ocidental.

A planta *Croton bonplandianus* é nativa do sul da Índia (Gujarat), da América do Sul [105], do sul da Bolívia, do sudoeste do Brasil e do norte da Argentina. A planta é amplamente observada na região sub-himalaiana de Bengala Ocidental, Índia, Bangladesh e em todos os outros países do Sul da Ásia [106].

3.2.3 Caracteres botânicos [107]

Folhas : *Croton bonplandianus* é uma erva verde, lactífera, que cresce até 1 a 2 metros de comprimento. As folhas da planta são simples, pecioladas, dispostas alternadamente, com 3-5 cm de comprimento, em forma de lança com margem dentada, ápice gradualmente agudo, pedicelos glandulares em ambos os lados. Forma de lança com margem dentada.

Caule : Cilíndrico, arredondado, lenhoso, duro, verde, com 10-12 glândulas verticais pontilhadas de branco, tri ou tetrachotomias ramificadas onde a partir do ponto médio a inflorescência se desenvolve verticalmente.

Sementes: Geralmente contém três, por vezes uma torna-se abortiva com 0,2-0,25 cm de comprimento, as sementes jovens são brancas com carúncula distinta, coloração castanha abaixo da carúncula, preta na maturação, dura com endosperma branco.

Flores: As flores são pequenas, minúsculas, cor de pêssego, brancas, unissexuais, branco-esverdeadas, com 5 sépalas, 5 pétalas e numerosos estames longos e salientes. Os botões florais estão dispostos em espigas direitas com frutos verdes.

Fruto : Os frutos são caducifólios com dois cocos valvulados, cápsula oblonga de 5 mm com superfície verrugosa.

Sementes: Pequenas, lisas, albuminosas.

Floração: setembro a dezembro.

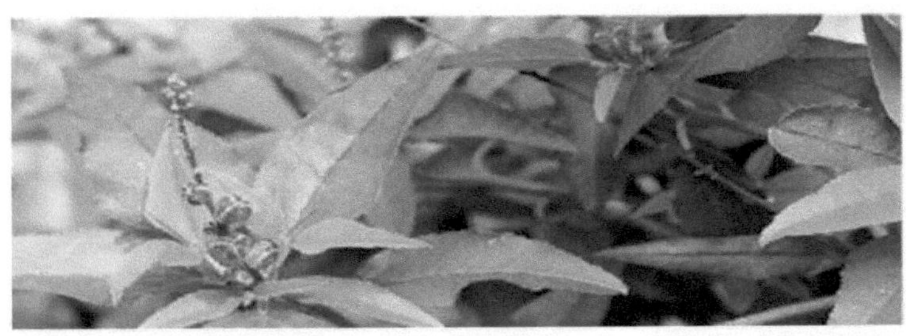

Leaf

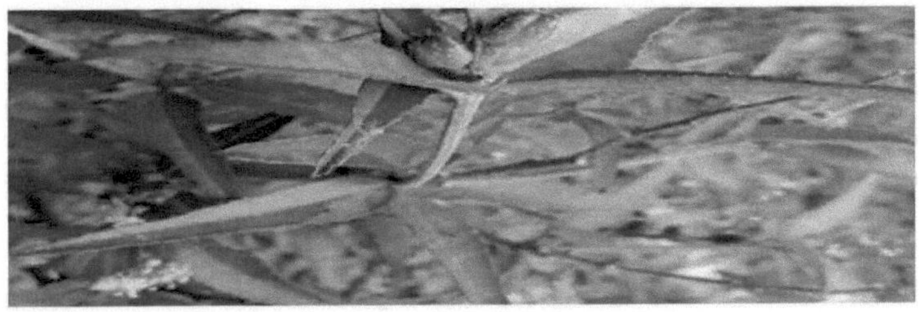

Fruit

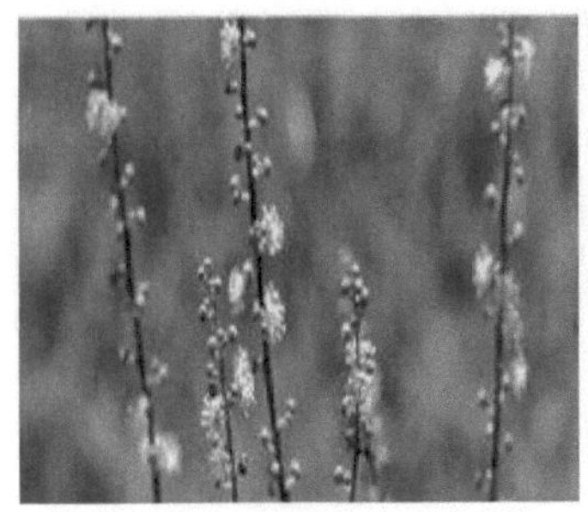

Flower

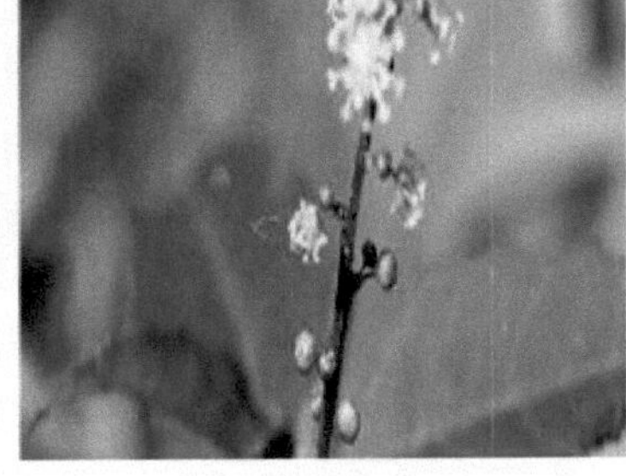

Stem

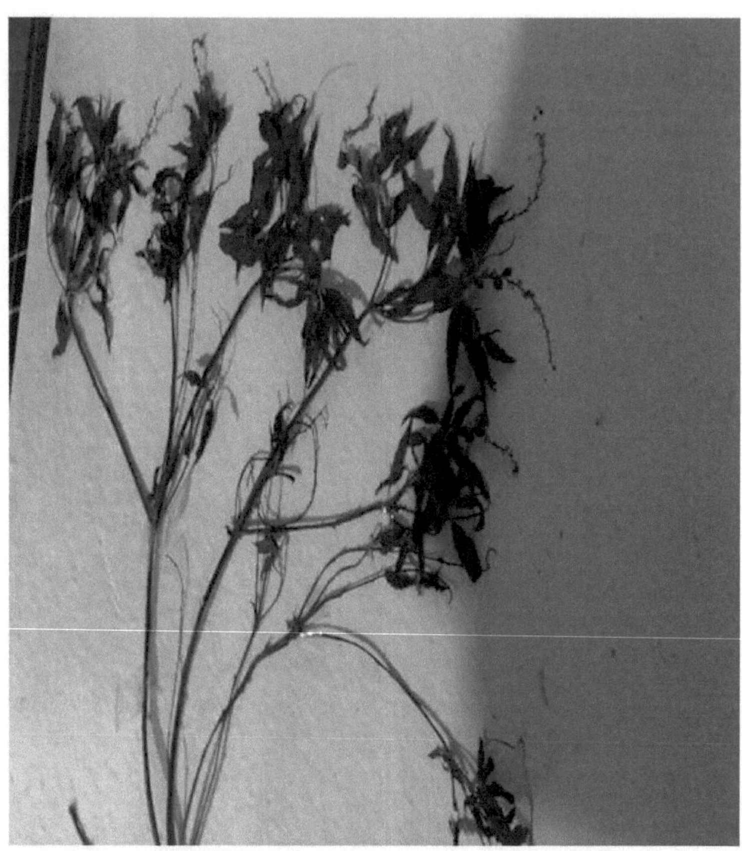

FOTOGRAFIA DE HERBERIUM DE *CROTON BONPLANDIANUS*

3.2.4 Espécime e autenticação

As partes aéreas de *C. bonplandianum foram* colhidas durante setembro-outubro de 2016 em zonas rurais do distrito de Midnapore, em Bengala Ocidental, Índia, e autenticadas pelo cientista D' R. Gogoi, Herbário Nacional Central, Jardim Botânico, Howrah, Índia (Voucher n.º CNH/57/2017/Tech. II/22).

3.2.5 Perfil da planta [108]

Reino Unido	Plantas
Sub-reino	Viridaeplantae
Encomendar	Euphorbiales
Família	Euphorbiaceae
Subfamília	Crotonoideae
Género	Croton
Classe	Magnoliopsida
Subclasse	Dilleniidae

3.2.6 Informações etnomédicas

As sementes *da* planta *Croton bonplandianum* têm actividades carcinogénicas e são utilizadas para o tratamento de iterícia, obstipação aguda, hidropisia abdominal e abcessos internos [109]. O látex do fruto possui actividades fungitóxicas [110]. O sumo fresco é geralmente utilizado em dores de cabeça [111-112] e acne [113] e também é utilizado menos frequentemente contra helmintíases e dores de dentes [114]. A infusão das folhas é aplicada nos olhos para eliminar a vermelhidão [115]. As comunidades étnicas utilizam o látex em forma diluída com leite de vaca para o tratamento da loucura [116]. As folhas desta planta são utilizadas para o controlo da tensão arterial elevada, tratamento de doenças de pele, cortes e feridas, antissético e antídoto [117-118]. Nas zonas remotas de Bengala Ocidental, a população local utiliza a sua raiz como medicamento contra o veneno das cobras e o extrato das folhas é utilizado como medicamento para a febre alta [119] e a planta possui também atividade repelente de insectos [120].

3.2.7 Informações fitoquímicas

Alcalóides : Crotsparina, esparsiflorina, 3 metoxi 4,6 hidroxi morfinano dien-7-ona [121]

Flavonóides : Rutina, flavon, flavonóis [122]

Esteróides : Estigmasterol, gramisterol, sitosterol, sitostenona.

Diterprenóides : Ésteres de forbol clerodano, labdano, kaurano, traquilobano, pimarano, crotonadiol, plaunotol [123]

Triterpenóides: ácido oleanólico, ácido ursólico, β-sitosterol, 3α-hidroxi-urs-12,15-dien [124]

Polifenóis [125]

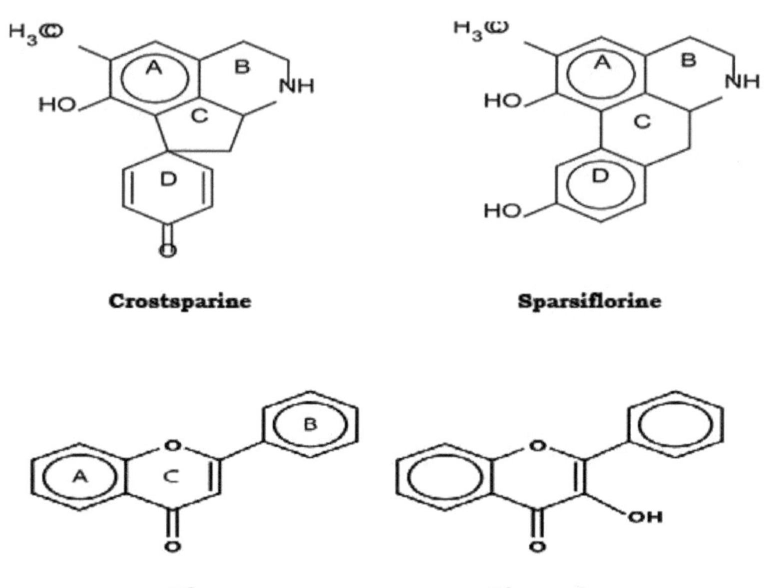

Rutin

3.2.8 Informações farmacológicas

O extrato metanólico dos ramos possui um potencial antitumoral potente [126] e o extrato das folhas apresenta propriedades larvicidas [127-128]. O extrato metanólico da planta *Croton bonplandianum* possui atividade inibidora da α-glucosidase *in-vitro* [129]. Os extractos alcoólico e aquoso da planta *Croton bonplandianum* apresentam atividade cicatrizante [130-131]. O extrato de acetona possui atividade citotóxica e pró-apoptótica [132]. O extrato aquoso das folhas desta planta tem actividades genotóxicas e antimicrobianas. O látex da planta *C.bonplandianus* possui propriedades fungitóxicas [133].

3.3 *Eupatorium triplinerve* (Vahl) / Ayapana triplinervis (Vahl)

3.3.1 Introdução do *Eupatorium triplinerve*

Nome	*Pinerviium trinlirvrse* (Vahl) / *Pyrprns nip>lirvrsis* (Vahl)
Família	Compositae, Asteraceae
Sinónimo [134]	*Eunerseiurn aynprsa, Eunersiium trinlirveve, Euentorium ayapana* vent.
Nomes comuns	Ayapana, Vishalyakarni, Yapana, caramujo branco,

Nomes vernáculos [135]

Inglês	Ayapana, Chá de Ayapana, Snakeroot branco, Yapana
Hindi	Ayapan, Ayaparna
bengali	Ayapan, Unani, Ayapan
Sanskit	Ayapama, Ajapama, Vishalyakarni
Gujarat	Ayapan
Malyalam	Ayyappana, Ayambanaj Vishapach
Kanada	Ayapanam
Tamil	Ayapani
Telegu	Ayaparni, Ayappanu
Marati	Ayapan, Ayapani

3.3.2 Habitat e distribuição [135]

Cultivada em várias partes da Índia em locais húmidos, é uma planta exótica da América Latina. A ayapana é uma planta perene que tem a sua origem na América do Sul. Também cresce no Brasil, Peru, Equador, Porto Rico, Havai e Índia. É uma planta ornamental comum com grande valor medicinal.

3.3.3 Caracteres botânicos [136-137]

A Ayapana é uma erva perene lisa, ligeiramente aromática, que tem a sua origem na América do Sul. A planta tem uma altura de 3-4 pés, é meio lenhosa na base e rasteira na parte inferior.

É uma planta ornamental comum, de sabor amargo e adstringente.

Folha : As folhas são glabras, aromáticas, lisas, opostas, estreitamente elípticas ou lanceoladas e corimbos de cabeça castanho-azulada (5-12 cm de comprimento, 1 - 2,5 cm de largura) triplinervados, pontiagudos em ambas as extremidades, com margens distalmente dentadas ou quase inteiras. A superfície superior das folhas é de cor verde escura com nervuras observadas, a inferior é pálida com nervuras proeminentes, pecíolo alado, quebradiço.

Caule: Ramificado, cilíndrico, rasteiro, enraizado nos nós, liso, com 2,5-4 cm de comprimento, 2,5-3,5 mm de diâmetro, cor castanha avermelhada, fratura frágil, sem pêlos e de cor avermelhada.

Cabeças floridas : São numerosas, de 6-13 mm de comprimento, com cerca de 20 flores cor-de-rosa, de 6-7 mm de comprimento. Corimbos frouxos ou cabeças de flores azuladas, corolas todas iguais, braço de estilo longo, obtuso.

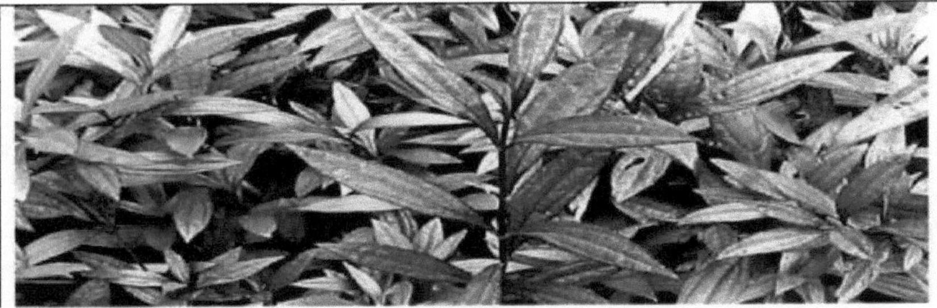

Folha

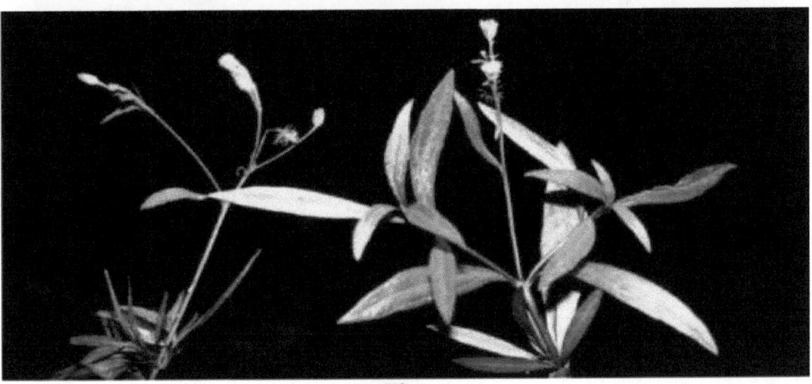

Flor

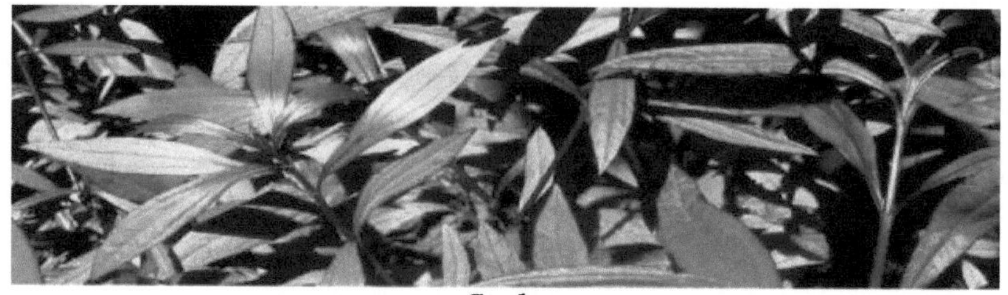

Caule

Frutos : Os frutos são aquénios, truncados, estreitamente oblongos, com cinco ângulos e

Figura 3.3 Fotografias de *Eupatorium triplinerve* Vahl e das suas partes aéreas

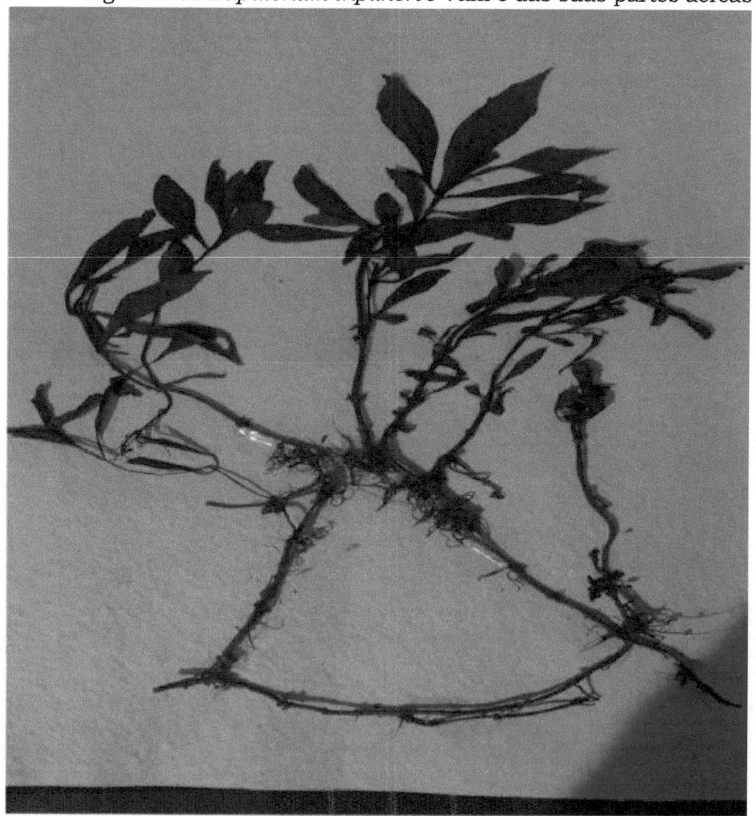

FOTOGRAFIA DE HERBÁRIO DE *EUPATORIUM TRIPLINERVE*

3.3.4 Espécime e autenticação

As partes aéreas de *Etriplinerve foram* colhidas durante novembro-dezembro de 2016 em zonas rurais do distrito de Midnapore, em Bengala Ocidental, Índia, e autenticadas pelo cientista D' R. Gogoi, Central National Herbarium, Botanical Garden, Howrah, Índia (Voucher n.º CNH/2017/Tech.II /22).

26

3.3.5 Perfil da planta

Reino Unido	Plantas
Encomendar	Asterales
Família	Asteraceae
Género	Ayapana

3.3.6 Informações etnomédicas

A erva, incluindo as suas folhas secas, copas floridas e ramos, é administrada sob a forma de infusão como um tónico amargo, expetorante para a tosse do estômago e dos intestinos. A erva tem sido referida como estimulante e tónico em pequenas doses e como laxante quando tomada em quantidade [138]. É feita uma pasta com 10-12 pedaços de folhas maduras desta planta, misturada com 56 gramas de açúcar e a mistura é aplicada na ferida para controlar a hemorragia. Este tipo de mistura é usado para curar doenças como enterite sanguinolenta, amebíase e leucorreia. A decocção das folhas é um estimulante cardíaco hemostático, tónico, antissético e aplicado externamente no rosto para curar o acne [139]. É utilizada como aditivo em culturas alimentares armazenadas para impedir que as pragas e os insectos comuns se alimentem delas [140].

3.3.7 Informações fitoquímicas [141-142]

Cumarina : 1-8 cineol, alfa-felandreno, alfa-terineol, ayapanina, ayapina (6,7-metilenodioxi-cumarina), beta-selineno, borneol, acetato de bornilo, cumarina, dafnetina, dipenteno, hernarina (7- metoxicumarina), hidrangetina, linalol, metileno-dioxi-6,7- cumarina, sabineno, estigmasterol, timoquinona, timohidroquinona e umbeliferona.

Óleo essencial : 2,5-dimetoxi p-cimeno, β-cariofileno
Óleo volátil : Óleo de ayapan
Vitamina : Vitamina C, Caroteno

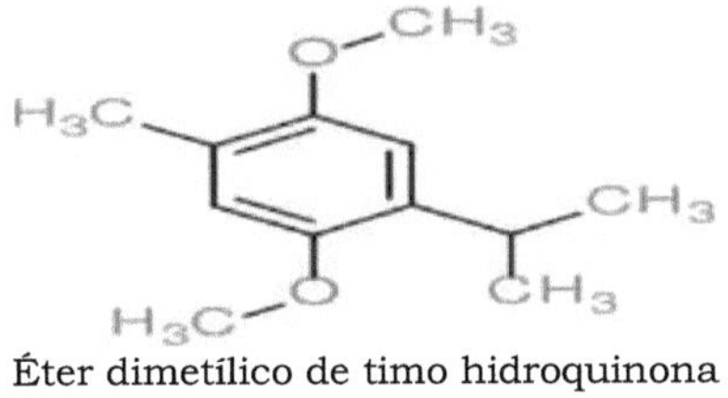

Éter dimetílico de timo hidroquinona

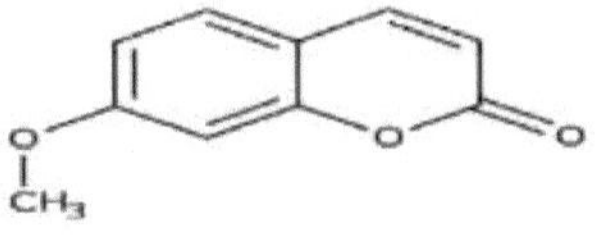

Ayapanin

β-cariofileno

3.3.8 Informações farmacológicas

O extrato de éter de petróleo da planta *Eupatorium triplinerve* Vahl mostrou atividade antinociceptiva e anti-inflamatória [143]. O extrato etanólico da planta *Eupatorium triplinerve* possui efeito analgésico [144]. O extrato metanólico desta planta possui um efeito hepatoprotector e antioxidante [145]. O óleo essencial da flor desta planta mostrou efeitos antiparasitários, antibacterianos, anti-helmínticos [146] e depressão do SNC, analgésicos e sedativos [147]. O óleo essencial extraído do *Eupatorium triplinerve* Vahl possui atividade anti-microbiana [148].

Quadro 3.1 Plantas medicinais com propriedades antiulcerosas

SI. Não.	Nome da planta	Peças utilizadas	Solventes utilizados	Referências
1.	*Terminalia chebula* (Combretaceae)	Frutos	Metanol	Raju D et.a7., 2009 [149]
2.	*Carica papaya (Caricaceae)*	Frutos	Éter de petróleo	Dumpierrez AG et.oZ, 1998 [150]
3.	*Vinca minor* L (Apocvnaceae)	Folhas	Aquoso	V erlagsanstalt et.oZ, 1974 [151]
4.	*Zingiber officinale* Roscoe	Raiz	Etanol, Água	GhoshAK et.a7., 2011 [152]
5.	*Aloé vera* (Liliaceae)	Folhas	Aquoso	Borra SK et.a/., 2011 [153]
6.	*Annona squamasa* (Annonaceae)	Folhas	Aquoso	Mohamed Saleem TS *et.al.*, 2012 [154]
7.	*Terminalia chebula* (Combretaceae)	Planta	Metanol	D Raju eí.a/., 2009 [155]
8.	*Hibisco rosa sinensis* (Malvaceae)	Raiz	Álcool, aquoso	Srivastava S eΔa7., 2013 [156]
9.	*Mimosa pudica* (Fabaceae)	Folhas	Etanol	Vinothapooshan G *et.al,* 2010 [157]
10.	*Moringa oleifera*	Folhas	50% de etanol	Verma V K et.a7, 2002 [158]
11.	*Bauhinia variegate* (Caesalpiniaceae)	Raiz	Etanol aquoso	Kumar Y.R *et.al.*, 2011 [l 591
12.	*Ficus religiosa.* (Urticaceae)	Folhas	Hidroalcoólico	Gregory M et.a2, 2013 [160]
13.	*Mangifera indica* (Anacardiaceae)	Folhas	éter de petróleo ,	Neelima N ei.a7., 2012 í161]
14.	*Momordica charantia*	Fruta	Álcool , aquoso	Rao NV ei.a7., 2011 [162]

15.	*Moringa oleifera* (Moringaceae)	Folhas	Álcool	Verma VK ei.a7., 2002 [163]
16.	*Mimosapudica* (Fabaceae)	Folhas	Etanol	Vinothapooshan G *et.al*, 2010 [164]
17.	*Phyllan th usniruri* (Euphorbiaceae)	Parte aérea	Metanol	Okoli CO ei. a/., 2009 [165]
18.	*Psidium guajava* (Myrtaceae)	Folhas	Metanol	Umana Uduak E *et. al.*, 2012 [166]
19.	*Solanumnigrum* (Solanaceae)	Folhas	Aquoso	Kavitha Shree GG *et.al.*, 2012 [167]
20.	*Tamarindus indica* (Caesalpiniaceae)	Semente	Metanol	Kumar S *et al.*, 2011 _[168

Quadro 3.2 Plantas medicinais com propriedades trombolíticas

SI. Não.	Nome da planta	Peças utilizadas	Solventes utilizados	Referências
1.	*Fagonia arabica* Linn (Dhamasa)	Planta inteira	Metanol, Isopropil	Sweta Prasad .*a,,* 2007 [169]
2.	*Momordica charantia*	Frutos	**НШйихЬ)**	Abhijit Das et.<a⁄ 2013 [170]
3.	*Punica granatum*	Frutos, casca	Etanol Aquoso	Sampath R, et a/, 2016 [171]
4.	*Enhydra Puctuans* Lour	Folhas	Metanol	Ali MR *et. M.*, 2013[172]
5.	*Mesua ferrea*	Folhas	Metanol	Mohammad Imran Hossain *et.al.*, 2015
6.	*Hemidesmus indicus* (L)	Raiz	Metanol	nk ei.a7, 2003 [174]
7.	**jAsgiép^tevfâæe^.**	Folhas	Metanol	Ali MS *3t. 3.*, 2013 [175]
8.	*Ocimum san turn*	Óleo fixo		Singh S *et.al.*, 2001 [176]
9.	*Brassica olerácea*	Flor	Metanol	A.T.M. Mostafa Kamal ef.a7., 2015 [177]
10.	*Ocimum sanctum L., Curcuma Ionga*	Folhas Rizomas	Metanol	Irfan Newaz Khan ef.a7, 2011 [178]
11.	*BAopdinaonnieri* Linn	Feuvts/ Caule,	Etanol, metanol, Acetona de raiz,	Sai Sandeep Y *et.al*, 2012 [179]
12.	*Tinospora crispa*	Caule de Lea	Metanol	IslamMA *et.a0.*, 2013 [180]
13.	*Aegle marmelos* Linn	Folhas	Aquoso	Pushplata Chougule et.a7, 2014 [181]
14.	*Andrographis paniculata*	Peças aéreas	Clorofórmio Metanol	S. Eugine Leo Prakash et.a7, 2011 [182]
15.	*Swertia chirata*	Planta	Etanol	Mohammad Shahadat Hossain *et.al.*, 2012
16.	*Carica Papaya*	Planta inteira	Aquoso	[⅛S3]y arasi L *et.al.*, 2014 [184]
17.	*Commelina benghalensis*	Planta	Metanol	TanvirAhmed Chowdhury *et.al.*, 2015

18.	*Erythrina variegata*	Casca	Clorofórmio, Metanol,	JM85 | ι mmad Shahriar et.a7, 2015 [186]
19.	*Dados Delonix*	Folhas	Etanol, aquoso	Pakkirisamy Rajkumar, *et.al.*, 2015[187]
20.	*Lablab Parpureus,*	Folha	Metanol	Dilara Parvin *et. al.*, 2013 [188]

Quadro 3.3 Plantas medicinais com propriedades antioxidantes

Sl No.	Nome da planta	Peças utilizadas	Solventes utilizados	Referências
1.	*Chenopodium album* Linn Amaranthaceae	Planta inteira	Metanol	Singh Priya *al. al.*, [189]
2.	*Psidium Guajava*	Folhas	Metanol	Ogunlana OE *et. al.*, 2008 [190]
3.	*Azadirachta indica A. Juss var. siamensis Valeton (Meliaceae)*	Folhas	Etanol	Sithisarn P *al. al.*, (2006) [191]
4.	*Curcuma Ionga* Linn	Folhas	Acetato de etilo, Dicloro metano	Tuba AK et. a/., 2008 [192]
		Folhas	Dicloro metano	Nor, F.M *et. al. 2* 2009 [193]
5.	*Vitex negundo*	Folhas	Metanol a 50%	Kulkarni RR *et. al.*, 2008 [194]
6.	Pimenta preta	Frutos	éter de petróleo	Singh Ramnik *et. al.*, 2008 [195]
7.	*Chromolaena Odorata* (Linn.).	Folhas	Metanol	Alisi CS *et. al.*, 2008 [196]
8.	*Cydonia Vulgaris*	Folhas	Etanol	Yildirim Ali *el. al*, 2001 [197]
9.	*Cistus scoparius Linn. (Leguminosae)*	peças aéreas	EtanolÁgua (7:3)	Raja Sundararajan *et. al, /2006)* [198]
10.	*Jasminum sambac* Linn (Oleaceae)	Folhas	Acetato de etilo, Água	Tenpe *et ɛd,* (2008) [199]
11.	*Lawsonia in ermis L. (Lythraceae)*	Folhas	Metanol, Água	Khodaparast Haddad et. aZ, (2007) [200]
12.	*Mangifera indica L. (Anacardiaceae)*	polpa de frutos, sementes, cascas,	Metanol, Água	Ribeiro et. a/., (2008) [201]
13.	*Momordica dioica* Roxb. (Cucurbitaceae)	Folhas	Éter de petróleo, etanol, aquoso	Jain *et. al.*, (2008) [202]
14.	*Ocimum basilicum L.* (Lamiaceae)	Folhas	Etanol	Gulcin et. a/., (2007) [203]
15.	*Piper nigrum* Linn. (Piperaceae)	Fruta	Éter de petróleo	Singh et. aZ, (2008) [204]
16.	*Polygonum paleaceum Wall. ex Hook. f.*	Rhizomes	Acetato de etilo Água	Wang et. a/., (2005) [205]

	(Polygonaceae)			
17.	*Emblicaofficinalis Gaertn (Euph orbiaceae)*	Fruta	Metanol	Scartezzini *et. al.,* (2006) [206]
18.	*Nelumbo nucífera* Gaerth (Nymphaeaceae)	Sementes	50% de etanol	Rai et. aZ, (2006) [207]
19.	*Terminalia chebula* Retz. (Combretaceae)	Fruta	Água	Naik et. a/., (2004) [208]
20.	*Beta vulgaris* (*Chenopodiaceaey*	Raízes	Metanol	VL Ashoka *et. al.,* 2010) [209]

Tabela 3. 4 Plantas medicinais com propriedades antidiarreicas

Sl No.	Nome da planta	Peças utilizadas	Solventes utilizados	Referências
1.	*Annona senegalensis* Pers. (Annonaceae)	Casca do caule	Metanol	Suleiman MM *et.al.,* 2008 [210]
2.	*Cylicodiscu s gabunensis* (Mimosaceae).	Casca do caule	Acetato de etilo	Kouitcheu M LB *et,al,* 2006 [211]
3.	*Moringa oleifera* Lam Moringaceae	Raiz	Metanol	Saralaya MG *et.al.,* 2010 [212]
4.	*Camélia sinensis* (Linn.) Theaceae	Folhas	Aquoso	Besra *SE et.al.,*3003 [213]
5.	*ArjunaTerminalia* (Roxb.) Combretaceae	Casca	Metanol	Sivakumar G *et.al.,* 2011 [214]
6.	*Espargos racemosos* Willd, Liliaceae	Raiz	Etanol e água	Venkatesan N *.t.al.,* 2005[215]
7.	*Saracá asoca* Roxb-Caesalpiniaceae	Caule, casca	Acetona Etanol	Panchawat S.*t.al.,* 2012[216]
8.	*Emblica officinalis,* Euphorbiaceae	Fruta	Etanol	Hossen SMM *et.al.,* 2014 Mehmood MH *et.al,* 2011, Perianayagam JBehal, 2005 [217]
9.	*Mentha Iongifolia* (Linn.)Huds. Lamiaceae	Planta inteira	éter de petróleo Álcool, aquoso	Shah AJ *et.al.,* 2010 Jalilzadeh Amin G *et.al.,* 2015 [218]
10.	*Rauvolfia serpentina* Benth. Apocynaceae	Raiz	Metanol	Ezeigbo II, et.a7, 2012 [219]
11.	*Mangifera indica* Linn Anacardiaceae	Caule, raiz	Metanol	Mahalakshmi M *et.al,* 2014 [220]
12.		Semente	Alcoólico, aquoso	Rajan S et.a/, 2012 [221]
13.		Folha	Aquoso	Yakubu MT *et.al.,* 2015 [222]
14.		Semente	Metanol, aquoso	Sairam K *et.al.,* 2003 [223]

15.	*Cynodon dactylon* Pers Poaceae	Planta inteira	Metanol	Ravindra BDS *et.al.*, 2009 [224]
16.	*Curcuma Ionga* Linn. Zingiberacea	Rizoma	Aquoso	Owolabi OJ et.a7., 2012 [225]
17.	*Cinnamomum Zeylanicum* Linn Lauraceae	Casca	Aquoso	Rao HJ eí.aZ, 2012 [226]
18.	*Terminalia arjuna* Combretaceae	Casca	Metanol	Sivakumar G *et.al.*, 2011 [227]
19.	*Catharanthus roseus* Linn Apocyanaceae	Folha	Etanol	Hassan KA *et.al.*, 2011 [228]
20.	*Cinnamomum zeylanicum*	Casca	Aquoso	Rao HJ *et.al*, 2012 [229]

Quadro 3.5 Plantas medicinais com propriedades antimicrobianas

Sl No.	Nome da planta	Peças utilizadas	Solventes utilizados	Referências
1.	*Zingiber officinale* Roscoe (Zingiberaceae)	Rizoma	Etanol	Bhargava S et.a7., 2012 [230]
2.	*Zingiber officinale* Roscoe (Zingiberaceae)	Rizoma	Etanol	Gerace S et.a7., 2017 [231]
3.	*Cinnam om um cassia L.* (Lauraceae)	Peelings	Aquoso	ChaudhryNMA et.a7.,20[232]
4.	*Syzygium cumini* (Myrtaceae)	Folhas	Metanol	Oliveira GF *et al.*, 2007 [233]
5.	*Rhus tripartita* (Ucria) Grande (Anacardiaceae)	Folhas	Álcool etílico a 70%	Abd El-Salam IM , *et.al.*, 2015 [234]
6.	*Punica granatum L.* (Punicaceae)	Cascas de frutos	Metanol	Al-Mathal EM, *et.al*, 2012 [235]
7.	*Cassia angustifolia* Vahl. (Fabaceae)	Folhas	Metanol	Bameri Z et.a7., 2013 [236]
8.	*Cistus m Onspeliensis L.* (Cistaceae)	Parte aérea	Aquoso	Bouamama H *et,al,*, 1999 [237]
9.	*Esteva marroquina L* (Cistaceae)	Folhas	Álcool, aquoso	Bouamama et.a7., 200 6 [238]
10.	Espécies de *Syzygium*	Folhas	Metanol	ChattopadhyayD *et. al.* 9 998 [239]
11.	*Peucedanum zenkeri*	Sementes	Metanol	Ngwendson, J.N *et. al.*, 2003 [240]
12.	*Helichrysum stoechas*	Parte aérea	Dicloro metano	Rios, J L et. *al.*, 1991 [241]
13.	*Psidium guajava*	Folha , Casca	Aquoso	Richard FT et. *al.*, 2013 [242]

14.		Folha	Etanol	Sarmiento WC *et. M.,2T* 11[243]
	Azadirachta indica			
15.	*Leucas aspera*	Flor, caule, folha	80% Metanol	Chew AL et. *al.,2* 012 [244]
16.	*Calêndula (Calendula officinalis)*	Pétalas	Metanol Etanol	Efstratiou E et. a/,2012 [245]
17.	*Cassia alata*	Planta inteira	Etanol, Água	Somchit, M.N *et. al.,* 2003 [246]
18.	*Strychnos nux-vomica* Linn, *Cassiaangu Stifolia* Linn,	Folhas	n-butanol, metanol, água destilada.	Gnanavel S ei.a7.,2012 [247]
19.	*Eucalipto macrocarpa*	Folhas	Acetona	Yamakoshi,Y et. a7,1992 [248]
20.	*Eucalyptus globulus Labili*	Frutos	Etanol	Tan,M *et. al., 2008* [249]

4 MATERIAIS E MÉTODOS

4.1 MATERIAIS

4.1.1 Materiais vegetais

Os materiais vegetais selecionados são partes aéreas de

A. *Mikania scandens* (L) Willd (Família: Asteraceae)

B. *Croton bonplandianus* Baill / *Croton bonplandianum* Baill
(Família: Euphorbiaceae)

C. *Eupatorium triplinerve* (Vahl) / *Ayapana triplinervis* (Vahl)
(Família: Asteraceae)

Quadro 4.1 Origem dos produtos químicos e medicamentos

SI. Não.	Nome	Empresa
1.	Éter anestésico	Sigma Mumbai, Índia
2.	Álcool etílico	Nice Cochin, Índia
3.	Clorofórmio	Nice Cochin, Índia
4.	Óleo de rícino	Micro Chem, Bangalore
5.	Água destilada	Para fine Chem Industries, Bengaluru
6.	Lansoprazol	Curetech Formulation (P) Ltd, Baddi
7.	Frasco para injetáveis de estreptoquinase	Lupin, Índia
8.	Quercetina	Phyto herbal, Nova Deli
9.	2,2-difenil-1-picril hidrazil (DPPH)	Sigma Chemical Company
10.	Ágar Nutriente	Loba Chemie Pvt. Ltd, Mumbai
11.	Peptona	Loba Chemic Pvt. Ltd, Mumbai
12.	Extrato de carne de bovino em pó	Merck Ltd, Mumbai
13.	Seringa de tuberculina	Spectrum Marketing, Mumbai
14.	Agulha de alimentação oral	Swarajya India Enterprises, Pune
15.	Ciprofloxacina	Micro Lab, Índia
16.	Fluconazol	Micro Lab, Índia
17.	Sílica gel G	Merck Índia Ltd
18.	Éter de petróleo	Merck Índia Ltd
19.	Loperamida	Cipla Ltd
20.	Dimetilsulfóxido (DMSO)	S.D Fine Chemical Ltd, Poicha
21.	Cloreto de sódio	Produtos químicos genuínos
22.	Indicador de fenolftaleína	Loba Chemie Pvt. Ltd, Mumbai
23.	Reagente de Topfer	S. D. Química Fina
24.	Hidróxido de sódio	Loba Chemie Pvt. Ltd, Mumbai
25.	Ácido acético glacial	S. D Fine Chemical Ltd, Mumbai
26.	Metanol	Merck Ltd, Mumbai
27.	Cloreto de cálcio anidro	Loba Chemie Pvt. Ltd, Mumbai
28.	Dextrose anidra	Loba Chemie Pvt. Ltd, Mumbm
29.	n-Hexano	Merck Ltd, Mumbai
30.	Ágar em pó	Merck Ltd, Mumbai
31.	Acetona	Nice Ltd,

32.	Peptona	Loba Chemie Pvt. Ltd, Mumbai
33.	Carvão ativado	Merck Índia Ltd
34.	Pellets de hidróxido de sódio	Fisher scientific
35.	Ninidrina	Rankem

Quadro 4.2 Aparelhos utilizados

SI. Não.	Nome	Empresa
1.	Dessecador	Indo Chemical and Instrument, Telangana, Índia
2.	Mais seco	Unilab, Mumbai, Índia
3.	Forno de ar quente	Unilab, Mumbai, Índia
4.	Centrifugadora	Shreeji Lab. Instrument, Mumbai
5.	Autoclave	Unilab, Mumbai, Índia
6.	Sonicador	Produto Científico Aliado, Calcutá
7.	Incubadora	Hicon Private Ltd, Deli, Índia
8.	Balança eletrónica	Contech, Mumbai, Índia
9.	Placa de aquecimento	Unilab, Mumbai, Índia
10.	Fluxo de ar laminar	Klenzaid & Biochem Device (P) Ltd, Valsad, Índia
11.	UV-Visível Espectrofotómetro	Shimadzu
12.	Termómetro	Elite Deluxe, Mumbai, Índia
13.	Agitador magnético	Remi Equipment Pvt Ltd, Índia
14.	Ponto de fusão Aparelhos	Temp Star (P) Ltd.
15.	Rotaryhash evaporador	SUPERFIT, "Banho digital de vácuo" rotativo
16.	Frigorífico	Whirlpool India Ltd, Índia
17.	Autoclave	Unilab, Mumbai, Índia
18.	Micropipeta	Biosistema
19.	Lente de aumento	New tech Trading Corporation, Nagpur
20.	Balança digital	ACCULAB - Grupo Sartorious
21.	Manta de aquecimento	Mvtex-2008
22.	Microscópio	UVSAR Índia, CH-20i Olympus Binocular (Microscópio)

4.1.2 Instrumentos utilizados [250]

(A) Cromatografia de camada fina (TLC)

A pureza dos compostos foi verificada por cromatografia em camada fina, utilizando folhas de sílica gel pré-revestidas como fase estacionária. A visualização das manchas nas placas de TLC foi obtida por vapor de iodo ou luz UV.

(B) Espectro de infravermelhos

Os espectros de IV dos compostos isolados foram registados utilizando pastilhas de KBr na gama de (400-4000) cm^{-1} num espetrofotómetro de IV com transformada de Fourier (Perkin Elmer FT-IR, 103601, JU)

(C) ^{1}H NMR e ^{13}C Espectros de Ressonância Magnética Nuclear

[1]Os espectros de RMN de H (600 MHz) e de[13] C foram registados em DMSO no espetrofotómetro de RMN BRUKER DPX 600 MHz (IICB, Kolkata). Os desvios químicos (δ) foram registados em partes por milhão a jusante do padrão interno tetrametilsilano (TMS). As abreviaturas padrão s, d, t, m referem-se a singleto, dupleto, tripleto e multipleto, respetivamente.

(D) Espectrofotómetro de massa

Os espectros de massa foram registados no espetrómetro de massa Shimadzu 2010A (IICB, Calcutá).

4.1.3 Animais

Animais experimentais e condições de alojamento

Os ratos albinos Wistar adultos saudáveis (150-200 g) e os ratinhos albinos (20-30 g) foram adquiridos às empresas Sri Venkateshwara, Telangana, e colocados no biotério do Srikrupa Institute Pharmaceutical Sciences, Siddipet, Telangana, Índia. Os animais foram mantidos em condições de alojamento normalizadas (temperatura ambiente de 24°±2 com 50-60% de humidade relativa e 12/12 horas de ciclo claro/escuro [245]. Cada grupo de animais (n=6) teve acesso livre a água ad libitum e a uma dieta normal de ração para ratos (Hindustan Unilever) fornecida pela Durga feeds, Telangana, em condições de higiene rigorosas.

4.1.4 Aprovação CPCSEA / AICE para estudos com animais

O estudo foi autorizado (IAE/SKIPS/2014/OCT06/04/RATS- 72/MICE-72) pelo Comité de Ética Animal institucional (IAEC) com as diretrizes do Comité para a Finalidade de Controlo e Supervisão de Animais Experimentais (CPCSEA).

4.1.5 Estudo de toxicidade aguda

O estudo da toxicidade aguda do etanol e do extrato aquoso das partes aéreas de *M. scandens , C. bonplandianum e E. triplinerve* foi efectuado utilizando ratos albinos de ambos os sexos, pesando entre 18-22 gm, mantidos em condições de criação padrão. Os animais foram submetidos a um jejum de 3 horas antes da experiência e ao método "para cima e para baixo".

(Diretrizes da OCDE n.º 420) da CPCSEA foi adotado para estudos de toxicidade [251].

4.2 MÉTODOS

4.2.1 Recolha e autenticação de materiais vegetais

Os materiais vegetais frescos especificados de *M. scandens, C. bonplandianum, E. triplinerve* foram recolhidos em várias regiões do distrito de Midnapore de Bengala Ocidental, Índia. A recolha dos materiais vegetais foi efectuada independentemente da estação do ano. Todas as espécies foram taxonomicamente estabelecidas e autenticadas pelo Central National Herbarium, Botanical Garden, Howrah [252]. *Mikania scandens* foi identificada com o número de referência CNH/57/2014/Tech. II/278. *Croton bonplandianum* e *Eupatorium triplinerve* foram identificadas com o número de referência CNH/2017/Tech. II /22.

4.2.2 Exame químico qualitativo dos extractos [253-255]

Normalmente, este processo indica a separação de partes medicinais eficazes da planta e dos tecidos (animais) dos componentes ineficazes ou inactivos através da utilização de solventes selectivos. O objetivo dos procedimentos de extração normalizados é obter as partes terapeuticamente desejadas e expulsar o material indesejado através do tratamento com um solvente específico com base no índice de polaridade.

Após a autenticação, as partes aéreas frescas foram recolhidas a granel. Todos os materiais vegetais foram limpos com água desionizada, secos à sombra e triturados mecanicamente até à obtenção de um pó grosseiro. Os materiais vegetais em pó foram sucessivamente extraídos com éter de petróleo, clorofórmio e etanol, de acordo com a sua polaridade crescente, utilizando o aparelho Soxhlet a uma temperatura que não excedesse o ponto de ebulição do respetivo solvente. O extrato aquoso foi seguido de um processo de maceração. Os extractos obtidos foram concentrados sob vácuo utilizando um evaporador rotativo. Os extractos secos foram recolhidos separadamente e armazenados num recipiente hermético no frigorífico a uma temperatura inferior a 10° C até nova utilização.

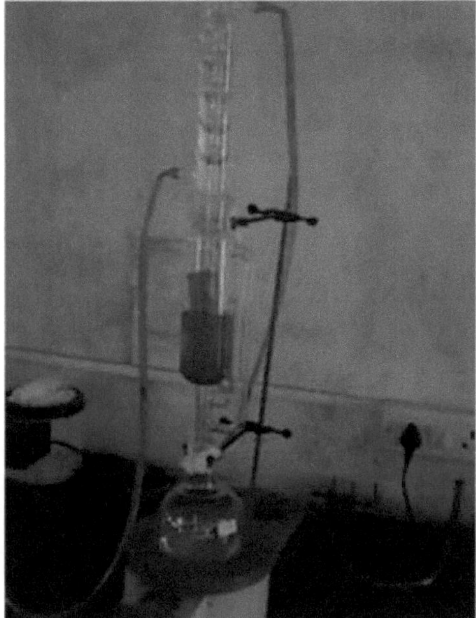

Figura 4.1 Aparelho de Soxhlet

O rastreio fitoquímico preliminar foi realizado em éter de petróleo, clorofórmio, extractos etanólicos e aquosos de plantas selecionadas de *M. scandens, C.bonplandianus, E.triplinerve* para identificação qualitativa do tipo de fitoconstituintes.

A. Extração com éter de petróleo

Primeiro, as partes aéreas finamente moídas das plantas foram desengorduradas utilizando éter de petróleo (60°C-80°C) e colocadas num "dedal" feito de um papel de filtro forte numa câmara de soxhlet (2000 ml). Os pós foram extraídos a 55°C utilizando um balão de fundo redondo durante 72 horas. O solvente de extração no balão de fundo redondo foi aquecido e o seu vapor condensado no condensador. O solvente condensado foi pingado no dedal que continha o medicamento em bruto e extraído por contacto. Após a conclusão da extração, o éter de petróleo foi filtrado e evaporado até à massa seca. O extrato foi seco ao ar para remover todos os vestígios do solvente e a percentagem de rendimento foi calculada.

B. Extração com clorofórmio

O bagaço deixado após a extração com éter de petróleo foi seco e subsequentemente extraído com 1200 ml de clorofórmio (61°C) num soxhlet utilizando um balão de fundo redondo durante 72 horas. Em seguida, o extrato foi concentrado utilizando um evaporador rotativo e seco para obter um resíduo de cor verde escura.

C. Extração com etanol

O bagaço restante foi novamente colocado no soxhlet. O solvente foi aquecido com isomantele e começou a evaporar-se. Para a extração com etanol, a temperatura utilizada é de 78°C. A extração durou 18-20 horas e, após a conclusão da extração, a solução foi evaporada até à secura sob pressão reduzida e temperatura controlada, utilizando um evaporador rotativo.

D. Extração com água destilada

O extrato aquoso foi realizado de acordo com o processo de maceração (devido aos compostos termolábeis, uma vez que o aquecimento prolongado pode levar à degradação dos compostos). O bagaço deixado após a extração com etanol foi colocado num recipiente com rolha, juntamente com água destilada (1176 ml) e clorofórmio (24 ml), e deixado em repouso à temperatura ambiente durante um período de 7 dias, com agitação frequente, até que a matéria solúvel se dissolvesse. Em seguida, a mistura foi coada, o bagaço foi prensado e o líquido combinado foi clarificado por filtração. Por fim, a solução foi seca num evaporador rotativo.

Percentagem de rendimento

Os rendimentos percentuais dos extractivos foram calculados pela fórmula -

Peso dos extractivos
% Rendimento = x 100
Peso do medicamento em bruto

4.2.3 Rastreio fitoquímico qualitativo

Tabela 4.3 Teste para alcalóides

Os extractos aéreos das plantas foram dissolvidos em HCL diluído. HCL, filtrados

SI. Não.	Teste químico	Observação	Inferência
1.	Teste de Mayer Filtrado + Reagente de Mayer (Iodeto de Mercúrio e Potássio).	Precipitado amarelo	Presença de alcalóides
2.	**Teste de Hager** Filtrado + reagente de Hager (ácido pícrico saturado).	Precipitado amarelo	Presença de alcalóides
3.	**Teste DragendrofFs** Filtrado + reagente de Dragendroff (iodeto de bismuto e potássio).	Precipitado vermelho	Presença de alcalóides
4.	Teste de Wagner Filtrado+Wagner 's reagente (iodo em iodeto de potássio).	Sem precipitado castanho / avermelhado	Ausência de alcalóides

Quadro 4.4 Teste para flavonóides

SI. Não.	Teste químico	Observação	Interferência
1.	**Ensaio com hidróxido de sódio** Extractos + algumas gotas de	Cor amarela. Adicionar uma gota de Cone. H2SO4e depois a cor amarela desaparece.	Presença de Havonoides

	solução de hidróxido de sódio.		
2.	**Ensaio com acetato de chumbo** Extractos + algumas gotas de solução de acetato de chumbo.	Precipitado de cor amarela	Presença de Havonoides
3.	Teste Shinoda Solução alcoólica ou aquosa do extrato + fita de magnésio + algumas gotas de Conc. HCL.	Desenvolve cor-de-rosa	Presença de flavonóides

Tabela 4.5 Teste para taninos e compostos fenólicos

SI. Não.	Teste químico	Observação	Interferência
1.	**Ensaio com gelatina** Ao extrato, adiciona-se uma solução de gelatina a 1% com cloreto de sódio.	Precipitado de cor branca a amarela. Ao extrato, foi adicionada uma solução de gelatina a 1% com cloreto de sódio acrescentado.	Presença de taninos ou fenóis
2.	**Solução de Fecl3 a 5** Cerca de 0,5 g do extrato individual foi fervido em 10 ml de água num tubo de ensaio e depois filtrado. Adicionaram-se algumas gotas de cloreto férrico a 0,1 %.	Cor verde acastanhada ou preta azulada.	Presença de taninos ou fenóis
3.	Solução de acetato de chumbo Adicionar acetato de chumbo (10%) ao extrato alcoólico ou ao extrato aquoso.	Precipitado branco	Presença de taninos ou fenóis

Tabela 4.6 Pesquisa de hidratos de carbono
Os extractos foram dissolvidos individualmente em 5 ml de água destilada e filtrados.
O filtrado é utilizado para detetar a presença de hidratos de carbono.

SI. Não.	Teste químico	Observação	Interferência
1.	**Teste de Molish** Filtrado + reagente de molhagem (alfa naftol) num tubo de ensaio.	Formação de um anel violeta na junção	Presença de hidratos de carbono
2.	**O teste de Bento** Filtrado + reagente de Benedict (sulfato de cobre + citrato de sódio + carbonato de sódio), aquecido.	Cor de laranja precipitar	Presença de açúcares redutores
3.	Teste de Fehling Filtrado + HCl diluído, neutralizado com álcali e	Formação de um precipitado vermelho	Presença de açúcares redutores

	aquecido com as soluções A e B de Fehling. A- Sulfato de cobre e água de Fehling. B de Fehling - Hidróxido de potássio+sódio hidróxido de sódio em sal de Rochelle.		
4.	Teste de Barford Volume igual de filtrado + reagente de Barford. ebulição e depois arrefecer.	Sem precipitado vermelho	Não monosacchari de presente

Tabela 4.7 Teste para esteróides

SI. Não.	Teste químico	Observação	Interferências
1.	**Reação de Salkowski** Extrai +2 ml de clorofórmio + 2 ml de cone, ácido sulfúrico, agitar bem.	A camada de clorofórmio apresentou-se vermelha. A camada ácida apresenta-se amarelo-esverdeada	Presença de esteróides
2.	**Reação de Liebermann** Extractos + anidrido acético, depois aquecidos e arrefecidos, adicionando algumas gotas de ácido sulfúrico.	Cor azul	Presença de esteróides
3.	Reação de Liebermann-Burchard Extrato + 2 ml de clorofórmio + 1 ml de anidrido acético + 2 gotas de ácido sulfúrico concentrado.	Primeiro o vermelho, depois o azul e finalmente o verde desaparecem	Ausência de esteróides

Quadro 4.8 Pesquisa de glicosídeos

Os extractos foram hidrolisados com dil. HCl diluído e, em seguida, submetidos ao teste de glicosídeos.

SI. Não.	Teste químico	Observação	Interferência
1.	**Ensaio Baljet** Extrato + picrato de sódio	Cor amarela a laranja formada	Presença de glicósidos
2.	**Teste Keller Killiani** Extrato + ácido acético glacial + 1 gota de cloreto férrico a 5 % adicionado com cone, ácido sulfúrico.	Noreddish camada castanha e camada superior verde azulado	Ausência de glicosídeos cardíacos

3.	O teste da Bontrager O extrato foi tratado com cloreto férrico e imerso em água a ferver durante cerca de 5 minutos. A mistura foi arrefecida e extraída com volumes iguais de benzeno. A camada de benzeno foi separada e tratada com uma solução de amoníaco.	Não há formação de cor-de-rosa no camada amoniacal	Ausência de glicosídeos de antranol

Tabela 4.9 Teste para proteínas e aminoácidos

SI. Não.	Teste químico	Observação	Interferência
1.	**Teste xantoproteico** Extrato + algumas gotas de cone. Ácido nítrico.	Sem cor amarela	Ausência de proteínas
2.	**Ensaio com ninidrina** Extrato +0 , 25% Reagente de ninidrina fervido durante alguns minutos.	Cor azul	Presença de aminoácidos
3.	Teste do milhão Extrair + 2 ml de reagente de milhões, ferver, arrefecer e adicionar algumas gotas de solução de NaNO2.	Sem aparecimento de precipitado ou coloração vermelha	Ausência de proteínas

Tabela 4.10 Teste de vitaminas

SI. Não.	Teste químico	Observação	Interferência
1.	Extrato + Clorofórmio + 5 ml de antimónio tricloreto.	Cor azul transitória	Presença de vitaminas
2.	Extrato + 2 ml de água adicionada com 0,1 g de bicarbonato de sódio e 20 mg de sulfato ferroso. Agitar bem e deixar repousar.	Cor violeta profunda. Adicionar 5 ml de ácido sulfúrico. A cor desaparece	Presença de vitaminas

Quadro 4.11 Teste de saponina

SI. Não.	Teste químico	Observação	Interferência
1.	**Ensaio de quarta** Agitar os extractos + água destilada (20 ml) numa proveta graduada durante 15 minutos.	Formação de uma camada de espuma de 1 cm	Presença de de saponina
2.	Ensaio de espuma 0,5 g de extrato + 2 ml de água, agitar.	A espuma produzida persiste durante 10 minutos	Presença de de saponina

4.2.4 Determinação da atividade protetora da úlcera [256-257]

O estudo da atividade protetora da úlcera foi seguido pelo método de ligação pilórica.

Método de ligação pilórica [258-260]

Foram selecionados para o estudo ratos albinos Wister saudáveis, de ambos os sexos, com um peso entre 150 e 200 gm. Foram mantidos com uma dieta padrão e água. Os animais foram divididos em 14 grupos, cada um com seis animais em cada grupo.

Neste método, os ratos albinos Wister estiveram em jejum durante 24 horas. Foi administrada água destilada, medicamento padrão e várias doses de extractos 30 minutos antes da ligadura pilórica, da seguinte forma

Grupos de tratamento

Grupo I : Controlo (0,2 ml de água destilada)

Grupo II : Padrão (lansoprazol 8 mg/kg)

Grupo III : EEMS1 (Extrato etanólico de *Mikania scandens* 100 mg/kg)

Grupo IV : EEMS2 (Extrato etanólico de *Mikania scandens* 200 mg/kg)

Grupo V : AEMS1 (Extrato aquoso de *Mikania scandens* 100 mg/kg)

Grupo VI : AEMS2 (Extrato aquoso de *Mikania scandens* 200 mg/kg)

Grupo VII : EECB1 (Extrato etanólico de *C. bonplandianus* 100mg/kg)

Grupo VIII : EECB2 (Extrato etanólico de *C. bonplandianus* 200mg/kg)

Grupo IX : AECB1 (Extrato aquoso de *C. bonplandianus* 100mg/kg)

Grupo X : AECB2 (Extrato aquoso de *C. bonplandianus* 200mg/kg)

Grupo XI : EEET1 (Extrato etanólico de *E. triplinerve* 100mg/kg)

Grupo XII : EEET2 (Extrato etanólico de *E. triplinerve* 200mg/kg)

Grupos XIII : AEET1 (Extrato aquoso de *E. triplinerve* 100mg/kg)

Grupos XIV : AEET2 (Extrato aquoso de *E. triplinerve* 200mg/kg)

Procedimento experimental

Sob anestesia ligeira com éter, fazer uma incisão de 1 cm de comprimento no abdómen, logo abaixo do esterno. Expôs o estômago, passou um fio à volta do esfíncter pilórico e aplicou um nó apertado, tendo o cuidado de não prender os vasos sanguíneos com o nó. O abdómen foi suturado e limpo de qualquer mancha de sangue.

Os animais foram deixados a recuperar e a estabilizar em gaiolas individuais e foram privados de água durante o período pós-operatório. Quatro horas após a ligadura, todos os animais foram sacrificados com um excesso de éter anestésico e o estômago foi dissecado.

Os vários parâmetros, como o volume do suco gástrico, a acidez livre, a acidez total e o P^H do conteúdo gástrico, foram medidos e apresentados em forma de tabela (Tabela 5.7). As pontuações das úlceras foram determinadas com uma lente de aumento.

Reagentes para estimativas bioquímicas da acidez livre e total

❖ Foi utilizada uma solução de ácido oxálico 0,01N recentemente preparada para padronizar o hidróxido de sódio.

❖ Hidróxido de sódio 0,01N recentemente preparado.

❖ Reagente de Topfer. Trata-se de dimetil amino azobenzeno 0,5% em etanol absoluto, disponível numa embalagem de 100 ml.

❖ Solução de fenolftaleína a 1% (BDH) preparada de fresco em etanol absoluto a 50%.

Determinação do pH do conteúdo gástrico

Colocou-se uma alíquota de 1 ml de suco gástrico num tubo de ensaio e mediu-se o pH da solução com um medidor de pH digital.

Determinação do índice de úlceras

Os estômagos foram abertos ao longo da curvatura maior e o número de úlceras foi contado. O índice de úlceras foi registado de acordo com as pontuações abaixo indicadas

0 = Sem úlceras visíveis. 0,5 = coloração vermelha 1   = Úlceras de manchas 1.5 = Estrias hemorrágicas 2   = Úlcera > 3 mm mas < 5 mm 3   = Úlceras > 5 mm

Determinação da acidez livre e da acidez total

O volume total do conteúdo gástrico foi medido com uma proveta graduada. O conteúdo gástrico foi centrifugado e filtrado. Pipetou-se 1 ml de sumo gástrico para um erlenmeyer de 100 ml, adicionaram-se 2 ou 3 gotas de reagente de Topfer e titulou-se com hidróxido de sódio 0,01N até que todos os vestígios de cor vermelha desaparecessem e a cor da solução se tornasse laranja-amarelada. Anotou-se o volume de álcali adicionado. Este volume corresponde à acidez livre. De seguida, adicionam-se 2 ou 3 gotas de solução de fenolftaleína e prossegue-se a titulação até ao aparecimento de uma coloração vermelha bem definida. Anotou-se de novo o volume total de álcali adicionado, correspondendo agora este volume à acidez total.

A acidez foi calculada utilizando a fórmula

$$\text{Acidity} = \frac{\text{Volume of NaOH} \times \text{Normality of NaOH}}{0.1} \times 100 \ \text{mEq /L}$$

$$\text{Acidez} = \frac{\text{Volume de NaOH} \times \text{Normalidade do NaOH}}{0.1} \times 100 \ \text{mEq /L}$$

% de inibição de úlceras

A % de inibição da úlcera foi determinada da seguinte forma

$$\text{\% of Ulcer Inhibition} = \frac{\text{Ulcer index Control - Ulcer index Test}}{\text{Ulcer index Control}} \times 100$$

$$\text{\% de inibição de úlcera} = \frac{\text{Controlo do índice de úlcera - Teste do índice de úlcera}}{\text{Índice de úlcera Controlo}} \times 100$$

4.2.5 Determinação da atividade trombolítica [261-263]

O estudo da atividade trombolítica das plantas selecionadas foi realizado pelo método de lise do coágulo.

Animal : ratinhos albinos Wister (25-30 g) (n=6)

Grupo de tratamentos

i)   Controlo : Solução salina tampão fosfato

ii)   Padrão: frasco de estreptoquinase

iii) EEMS   :   Extrato etanólico de *Mikania scandens*
iv) AEMS   :   Extrato aquoso de *Mikania scandens*
v) EECB : Extrato etanólico de *Croton bonplandianus*
vi) AECB : Extrato aquoso de *Croton bonplandianus*
vii) EEET : Extrato etanólico de *Eupatorium triplinerve*
viii) AEET : Extrato aquoso de *Eupatorium triplinerve*
Atividade trombolítica no sangue de ratinhos
As experiências de lise do coágulo foram realizadas utilizando extractos etanólicos e aquosos das três plantas selecionadas *Mikania scandens, Croton bonplandianum* e *Eupatorium triplinerve*. Um frasco de estreptoquinase liofilizada comercialmente disponível (15.000.000 U.I.) foi adicionado inteiramente a 5 mL de tampão fosfato salino (PBS). Esta suspensão foi aplicada como um stock a partir do qual se formaram diluições adequadas para observar a atividade trombolítica. Foram retirados 0,5 mililitros de sangue de cada rato (n=6) através do plexo retro-orbital. O sangue fresco foi recolhido num tubo Eppendorf estéril previamente pesado (0,5 ml/tubo) e incubado a 37°C durante 45 minutos. As observações foram efectuadas em triplicado. Após a formação do coágulo, o soro foi completamente removido sem perturbar o coágulo, e cada tubo com o coágulo foi novamente pesado para determinar o peso do coágulo (Peso do coágulo = Peso do tubo com coágulo - Peso do tubo sozinho). Em cada tubo Eppendorf que continha o coágulo previamente pesado, foram misturados separadamente 100 µL de ambos os extractos das três plantas selecionadas. Cerca de 100 µL de estreptoquinase (SK), 100 µL de tampão fosfato salino considerados como padrão e controlo gradualmente, adicionados separadamente ao tubo Eppendorf. Todos os tubos foram incubados a 37°C por 90 minutos e observados quanto à lise do coágulo. Após o processo de incubação, o excesso de líquido foi removido e os tubos foram novamente pesados para marcar o desvio de peso após a rutura do coágulo. O desvio obtido no peso antes e depois da lise do coágulo foi expresso em percentagem de lise do coágulo utilizando a seguinte equação

$$\% \text{ of clot lysis} = (\text{weight of released clot} / \text{clot weight}) \times 100$$

% de lise do coágulo = (peso do coágulo libertado / peso do coágulo) × 100
Produtos químicos
Frasco para injectáveis de estreptoquinase, tampão fosfato salino, éter dietílico
Preparação das soluções de ensaio
100 mg de etanol e extrato aquoso das plantas selecionadas foram suspensos em 10 ml de solução salina de tampão fosfato, agitados num misturador vórtex e mantidos durante a noite. O sobrenadante solúvel foi decantado e filtrado. Foram adicionados 100 µl desta preparação aquosa e de etanol a cada tubo de microcentrifugação.
Preparação de soluções padrão
O frasco de estreptoquinase (SK) (15,00,000 I.U) foi utilizado como padrão, tendo sido recolhido na Beacon pharmaceutical Ltd, Bangladesh. 5 ml de tampão fosfato salino foram adicionados ao frasco de estreptoquinase e misturados corretamente. Desta suspensão foram utilizados 100 µl para a trombólise *in vitro*.
4.2.6 Estudo antioxidante *in vitro* [264-266]
Este estudo foi efectuado de acordo com o método de Blois e Yokozawa, utilizando o

método do ensaio de eliminação do radical DPPH.

Controlo - solução 0,01 mM de DPPH em metanol

Branco - metanol com os respectivos extractos de plantas

Medicamentos de Teste - AEMS : Extrato aquoso de *Mikania scandens*

EEMS : Extrato etanólico de *Mikania scandens*

AECB : Extrato aquoso de *Croton bonplandianus* EECB : Extrato etanólico de *Croton bonplandianus*

AEET : Extrato aquoso de *Eupatorium triplinerve*

EEET : Extrato etanólico de *Eupatorium triplinerve*

Neste estudo, o ensaio de eliminação do radical livre DPPH foi avaliado para determinar a atividade antioxidante do etanol e dos extractos aéreos aquosos das plantas selecionadas. O DPPH é um radical livre estável disponível comercialmente, de cor púrpura. As moléculas antioxidantes presentes nos extractos de plantas, quando incubadas, reagem com o DPPH e convertem-no em di-fenil hidrazina, que é de cor amarela. O grau de descoloração da cor púrpura para amarelo foi medido a 517 nm no espetrofotómetro UV, o que constituiu uma medida do potencial de eliminação dos extractos de plantas. 1 ml de várias concentrações de solução de extrato de plantas específicas foi adicionado a 1 ml de solução 0,1 mM de DPPH em metanol. Após 30 minutos, a absorvância foi medida a 517 nm. O DPPH com os solventes correspondentes (sem material vegetal) serve de controlo (solução 0,01 mM de DPPH em metanol). O metanol com os respectivos extractos de plantas serve de branco. A quercetina foi utilizada como material de referência. Todos os testes foram efectuados em triplicado. Neste estudo, para a interpretação dos resultados do método DPPH, este foi expresso em termos de "concentração eficaz" ou valor EC50 (também conhecido como valor IC50). Foi definido como a concentração do substrato que causou uma perda de 50% da atividade DPPH (cor).

A atividade de eliminação do radical DPPH do extrato da planta foi calculada utilizando as seguintes fórmulas

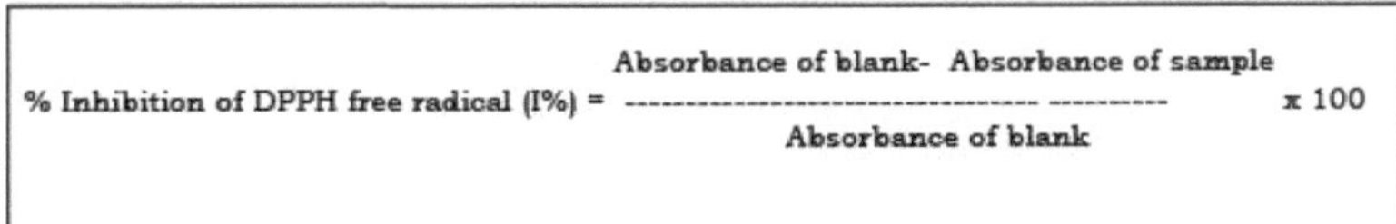

$$\% \text{ de inibição do radical livre DPPH (I\%)} = \frac{\text{Absorvância do branco - Absorvância da amostra}}{\text{Absorvância do branco}} \times 100$$

50 % de inibição (IC50) da concentração do extrato foi calculada traçando o gráfico, tomando a % de inibição (I%) no eixo y e a concentração do extrato no eixo x através da análise de regressão linear da curva de resposta à dose. A relação entre o valor IC50 e a atividade antioxidante foi expressa da seguinte forma: quanto maior a atividade antioxidante, menor o valor de IC50.

Produtos químicos

DPPH (2,2 -Difenil-1-picril-hidrazila), DMSO (dimetilsulfóxido) e metanol.

Preparação de soluções padrão e de ensaio

Cada um dos extractivos e os padrões foram dissolvidos em DMSO para preparar 1000 µg/ml de solução. A partir da solução estoque acima, outras diluições foram feitas para obter diferentes diluições, como 50 µg / ml, 100 µg/ml, 150 µg/ml, 200 µg/ml e 250 µg/ml.

4.2.7 Determinação da atividade antidiarreica [267-269]

A atividade antidiarreica foi avaliada pelo método da diarreia induzida por óleo de rícino. Foram utilizados para este estudo ratos albinos Wister saudáveis de ambos os sexos, pesando entre 20-25 gm. Os ratos foram divididos em 14 grupos de seis animais em cada grupo.

(Todos os medicamentos foram administrados juntamente com 0,5 ml de óleo de rícino p.o)

Grupo I : Controlo (água destilada)

Grupo II : Padrão (Loperamida 3mg/kg)

Grupo III : EEMS1 (Extrato etanólico de *M. scandens* 100 mg/kg) Grupo IV : EEMS2 (Extrato etanólico de *M. scandens* 200 mg/kg) Grupo V : AEMS1 (Extrato aquoso de *M. scandens* 100 mg/kg) Grupo VI : AEMS2 (Extrato aquoso de *M. scandens* 200 mg/kg) Grupo VII : EECB1 (Extrato etanólico de *C. bonplandianus* 100 mg/kg) Grupo VIII : EECB2 (Extrato etanólico de *C. bonplandianus* 200 mg/kg) Grupo IX : AECB1 (Extrato aquoso de *C. bonplandianus* 100 mg/kg) Grupo X : AECB2 (Extrato aquoso de *C. bonplandianus* 100 mg/kg)

Grupo XI : EEET1 (Extrato etanólico de *E. triplinerve* 100 mg/kg) Grupo XII : EEET2 (Extrato etanólico de *E. triplinerve* 200 mg/kg)

Grupos XIII : AEET1 (Extrato aquoso de *E. triplinerve* 100 mg/kg) Grupos XI : AEET2 (Extrato aquoso de *E. triplinerve* 200 mg/kg) Procedimento experimental

Os animais foram mantidos em jejum durante a noite com acesso livre a água antes da experiência. Os diferentes grupos receberam tratamentos diferentes, tal como especificado anteriormente. Após 30 minutos de tratamento com água destilada, loperamida e diferentes extractos, cada ratinho recebeu 0,5 ml de óleo de rícino por via oral. Cada ratinho foi então alojado separadamente numa gaiola perfurada sobre um papel de filtro limpo. Em seguida, os episódios de diarreia foram observados durante um período de 4 horas, durante o qual se registou a frequência da defecação, o número de gotas fecais e o peso médio das fezes.

A atividade antidiarreica foi determinada em termos de percentagem de proteção, que foi calculada pela seguinte fórmula

$$\% \text{ protection} = \frac{\text{Mean weight of stool of control animal} - \text{Mean weight of stool of drug extract treated animal}}{\text{Mean weight of stool of control animal}} \times 100$$

Peso médio das fezes do _ Peso médio das fezes do animal de controlo   animal tratado com extrato de droga

% de proteção =x 100

Peso médio das fezes do animal de controlo

A diarreia resulta normalmente de uma infeção gastrointestinal, que pode ser induzida por vários microrganismos, como vírus, bactérias e parasitas. Apesar das diferentes alterações fisiopatológicas nos diferentes tipos de diarreia, existem quatro mecanismos principais responsáveis por esta perturbação gastrointestinal na troca de electrólitos e água, ou seja, osmolaridade luminal elevada, aumento da secreção de electrólitos, diminuição da absorção de electrólitos e motilidade intestinal acelerada.

4.2.8 Suscetibilidade antimicrobiana [270-271]

O estudo da atividade antimicrobiana foi efectuado através do ensaio de difusão em ágar.

Controlo - DMSO (Dimetilsulfóxido)

Padrão - Ciprofloxacina (antibacteriano), Fluconazol (antifúngico) Organismos de teste (bactérias Gram positivas e Gram negativas) e estirpes de fungos

i) *Bacillus subtilis* (MTCC n.º 441)

ii) *Staphylococcus aureus* (MTCC n.º 3160)

iii) *Escherichia coli* (MTCC n.º 1652)

iv) *Salmonella typhi* (MTCC n.º 733)

v) *Candida albicans* (MTCC n.º 227)

vi) *Aspergillus niger* (MTCC n.º 282)

Ensaio antimicrobiano

❖ Concentração inibitória mínima (CIM)

❖ Concentração Bactericida Mínima (CBM)

❖ Concentração Fungicida Mínima (MFC)

Meios de cultura

O ágar nutriente foi utilizado para as bactérias e o caldo Sabouraud Dextrose para os fungos. Para as experiências de difusão em poços de ágar, foi utilizado o ágar Sabouraud Dextrose. O meio Muller Hinton Agar (MHA) foi utilizado para o ensaio de difusão de poços e o caldo Muller Hinton foi utilizado para a determinação da concentração inibitória mínima (CIM) e da concentração bactericida mínima (CBM).

Medicamentos padrão utilizados no ensaio antimicrobiano

A ciprofloxacina (Micro labs, Índia) e o fluconazol (Micro labs, Índia) foram utilizados como antibióticos de referência contra bactérias e fungos, respetivamente.

Determinação da zona de inibição pelo método de difusão em poço de ágar Ensaio antibacteriano

As actividades antimicrobianas dos extractos brutos foram primeiro analisadas quanto à sua zona de inibição pelo método de difusão em poço de ágar. Os extractos brutos das plantas selecionadas foram preparados em concentrações de 50 mg/ml e 100 mg/ml com dimetilsulfóxido (DMSO) como solvente. O meio Mueller Hinton Agar (MHA) (Hi Media) foi preparado e esterilizado a 121°C 15 lb/sq durante 15 minutos na autoclave. Trinta mililitros deste meio de ágar esterilizado (MHA) foram vertidos em cada uma das placas de Petri estéreis (9 cm x 1,4 cm) em condições assépticas e deixados a assentar. Para a preparação da inócula, a cultura de 24 horas foi emulsionada em 3 ml de solução salina estéril, de acordo com a turvação de McFarland, para obter uma concentração de 10^8 células/ml. A suspensão foi normalizada ajustando a densidade ótica a 0,1 a 600 nm (espetrofotómetro ELICO SL-244). Cem microlitros (100 µl) de suspensão celular com aproximadamente 10^8 bactérias por mililitro foram colocados em placas de Petri e dispersos sobre ágar.

Foi feito um poço nas placas com a ajuda de uma broca de aço inoxidável estéril (8 mm de diâmetro). Foram feitos dois orifícios por placa no ágar contendo a cultura bacteriana. Cada poço contém 100 µl dos extractos de plantas nas várias concentrações. Para cada estirpe bacteriana, foram mantidos controlos com solventes puros, em vez do extrato, como controlo negativo. Os extractos etanólicos e aquosos (50 mg/ml e 100 mg/ml) das plantas selecionadas (*M.scandens, C.bonplandianum, E.triplinerve*) e o medicamento de referência (Ciprofloxacina100µg/ml) foram deixados a difundir-se durante 1 h nas placas e depois incubados a 37°C durante 18h em posição invertida. Os resultados foram registados medindo a zona de inibição do crescimento em mm à volta dos poços.

Cada ensaio foi efectuado em triplicado e repetido duas vezes.

Atividade antifúngica

Ambas as espécies fúngicas foram cultivadas em caldo de sabouraud dextrose (Hi Media) durante 48 h a 27°C e o ágar sabouraud dextrose (SDA) foi utilizado para as experiências de difusão em poços de ágar. As suspensões fúngicas foram ajustadas para 10^7 células/ml como explicado acima. A zona de inibição foi determinada após incubação durante 48 h a 27°C . Todos os testes foram efectuados em triplicado e repetidos duas vezes.

Concentração inibitória mínima

A concentração inibitória mínima (CIM) é definida como a concentração mais baixa capaz de inibir qualquer crescimento bacteriano visível nas placas de cultura. A sensibilidade dos microrganismos aos extractos etanólicos e aquosos das plantas selecionadas pode ser medida utilizando o método de diluição em tubo, que pode mostrar se são bactericidas ou bacteriostáticos. Cada tubo continha uma densidade de inóculo de $5x10^5$ CFU/mL de cada um dos organismos testados. Todos os organismos foram cultivados em caldo muller hinton. Em seguida, a suspensão de todas as quatro culturas foi adicionada a tubos contendo amostras diluídas de extractos de *C. bonplandianum, E. triplinerve, M. scandens* 2-1024 µg/ml. A diluição das amostras foi feita com caldo Mueller Hinton. Finalmente, os tubos contendo amostras diluídas de e bactérias foram então incubados durante a noite a 37°C com agitação constante no agitador. O crescimento dos microrganismos foi determinado pela turvação. Os tubos transparentes indicam a ausência de crescimento bacteriano. Para cada experiência, foi incluído um controlo de esterilidade (etanol, meio), um controlo negativo (etanol, meio, inóculos) e diferentes antibióticos padrão individualmente. A CIM das amostras foi a concentração mais baixa no meio que inibiu completamente o crescimento visível. O valor do solvente foi deduzido em conformidade para obter os resultados finais da atividade.

Determinação da concentração inibitória mínima (CIM) e da concentração bacteriana mínima (CBM)

A concentração inibitória mínima (CIM), que é considerada como a concentração mais baixa da amostra que inibe o crescimento visível de um micróbio, foi determinada pelo método de diluição em microbroth. O método da CIM foi realizado em extractos que mostraram a sua elevada eficácia contra microrganismos pelo método de difusão em poço (zona de inibição superior a 11 nm).

Avaliação da capacidade bactericida e bacteriostática

A ação de um antibacteriano sobre as estirpes bacterianas foi caracterizada por dois parâmetros: CIM e CBM. De acordo com o rácio MBC/MIC, podemos aperceber-nos da atividade antibacteriana. Se o rácio MBC/MIC=1 ou 2, o efeito era bactericida, mas se o rácio MBC/MIC=4 ou 16, o efeito era bacteriostático.

4.2.9 Procedimento de isolamento [272]

Isolamento do fitoconstituinte principal

Foi realizado um fracionamento em coluna para as actividades farmacológicas do extrato aquoso de *M. scandens* .

Caracterização do composto isolado

A identificação e a elucidação estrutural do composto isolado foram efectuadas por análise química e espetral.

A técnica de cromatografia em camada fina foi utilizada para determinar o número exato de constituintes presentes num extrato e também para identificar o composto isolado, comparando o seu valor Rf com o valor Rf do composto padrão.

Caracterização espectroscópica do composto isolado

O espetro de infravermelhos é utilizado para confirmar a presença de grupos funcionais. Quando a molécula é exposta à radiação infravermelha, vibra para níveis de energia vibracional ou rotacional mais elevados e dá origem a um espetro caraterístico constituído por picos que se devem aos grupos funcionais presentes nas moléculas.

A espetroscopia de ressonância magnética nuclear está relacionada com as propriedades magnéticas de certos núcleos, mais frequentemente[1] H,[13] C. É útil para decidir o ambiente químico do protão e do carbono.

A espetroscopia de massa é utilizada para determinar o peso molecular, bem como o padrão de fragmentação com base na relação massa/carga das partículas carregadas.

Exame do extrato aquoso

O extrato aquoso de *Mikania scandens* após concentração sob vácuo deixou um resíduo semi-sólido castanho escuro não pegajoso (9,9%). O exame TLC do resíduo mostrou manchas simples (sistema solvente clorofórmio: metanol; 8:2) ao pulverizar com H2SO4 alcoólico a 5% seguido de aquecimento. Os 50 g de extrato aquoso foram submetidos a cromatografia em coluna. O curso do cromatograma é apresentado na (Tabela 4.12).

O extrato foi misturado com etanol. Activaram-se cerca de 500 g de sílica-gel de grau cromatográfico em coluna, mantendo-a numa estufa de ar quente durante 1 h a 105 °C. O gel de sílica foi mantido num exsicador durante 1 hora.

Materiais

Coluna cromatográfica, gel de sílica (granulometria 60-120 mesh), n-hexano, clorofórmio, benzeno, metanol, etanol e algodão. Fase estacionária

Sílica-gel (granulometria 60-120 mesh)

Fase móvel

Clorofórmio, Metanol

Método

Os extractivos foram bem misturados e secos por agitação contínua com gel de sílica ativado e foram utilizados para realizar a cromatografia em coluna. Foi utilizada uma coluna de 60 cm de comprimento e 1,5 cm de diâmetro para efetuar a cromatografia em coluna. A coluna foi embalada até 2/3 porções com sílica gel por procedimento de embalagem húmida. A coluna foi então eluída com diferentes solventes. Cada fração de 20 ml foi recolhida em diferentes frascos cónicos e as fracções semelhantes foram agrupadas após análise por TLC. Recolheram-se diferentes fracções em frascos cónicos. Cada frasco cónico foi mantido para concentração num banho de água. A TLC de cada uma das fracções recolhidas no frasco cónico foi realizada para analisar a pureza das fracções isoladas. Os perfis de TLC foram desenvolvidos utilizando (clorofórmio: acetato de etilo; 6:4).

Quadro 4.12 Cromatografia do extrato aquoso das partes aéreas de *M. scandens*

Eluente	Fracções	Compostos
n-Hexano	1-5	Oleosa
n-Hexano : Benzeno (95:5)	6-11	Cera
n-Hexano : Benzeno (90:10)	12-20	Cera
n-Hexano : Benzeno (50:50)	21-28	Goma intratável
n-Hexano : Benzeno (40:60)	29-39	Goma intratável
Benzeno	40-45	Goma intratável

Benzeno : Clorofórmio (95:5)	46-49	Goma intratável
Benzeno : Clorofórmio (85:15)	50-54	Goma intratável
Benzeno : Clorofórmio (65:35)	61-66	Goma intratável
Benzeno : Clorofórmio (50:50)	67-72	Goma intratável
Benzeno : Clorofórmio (30:70)	73-80	Goma intratável
Clorofórmio	81-85	Goma intratável
Clorofórmio : Metanol (97:3)	86-89	Goma intratável
Clorofórmio : Metanol (95:5)	90-96	Goma intratável
Clorofórmio : Metanol (90:10)	97-101	Goma intratável
Clorofórmio : Metanol (60:40)	102-107	SJ-01
Clorofórmio : Metanol (50:50)	108-116	Goma intratável
Clorofórmio : Metanol (20:80)	117-122	Goma intratável
Metanol	123-127	Goma intratável

4.2.10 Diagrama de fluxo da Formulação Poli-Herbal (PHF)

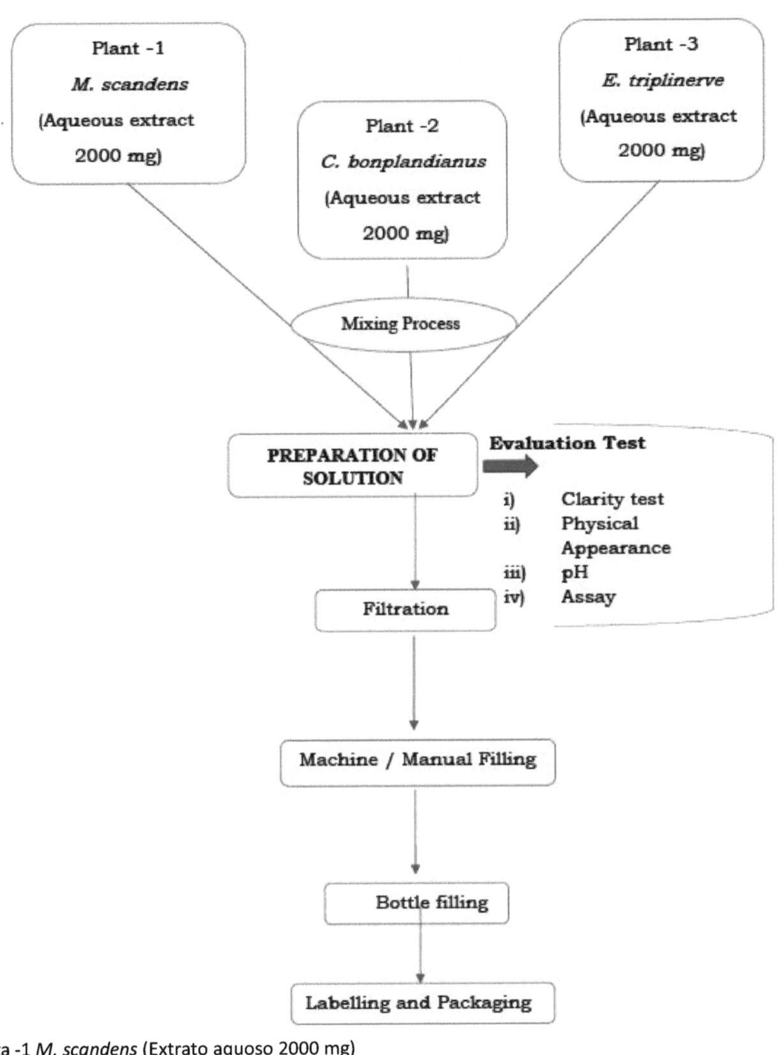

Planta -1 *M. scandens* (Extrato aquoso 2000 mg)
Planta -2 *C. bonplandianus* (extrato aquoso 2000 mg)
Planta -3 *E. triplinerve* (Extrato aquoso 2000 mg)
Processo de mistura
PREPARAÇÃO DA SOLUÇÃO
teste de avaliação
i) Teste de clareza ii) Aspeto físico iii) pH iv) Ensaio
Filtragem
Máquina / Enchimento manual
Enchimento de garrafas
Rotulagem e embalagem

Figura 4.2 Fluxograma do PHF

Procedimento de preparação da formulação poli-herbácea

2000 mg de extrato aquoso de cada uma das plantas selecionadas (*Mikania scandens, Croton bonplandianus , Eupatorium triplinerve* 1:1:1) foram dissolvidos em 5 ml de água destilada. Agitar vigorosamente até obter uma solução límpida. Em seguida, filtrou-se para verificar a presença de partículas estranhas. Depois foi embalada num recipiente adequado e rotulada.

A amostra preparada foi avaliada através de vários testes de avaliação, tais como -

a) Aspeto físico

b) Teste de claridade

c) pH

d) Ensaio (Teor de fármaco)

i) Aspeto físico

a) Cor

b) Odor

ii) Teste de claridade / Teste de contenção de partículas

É um termo relativo, que significa que uma solução límpida com um elevado grau de polimento transmite ao observador que o produto é de qualidade e pureza excepcionais. É efectuado para verificar a presença de partículas na amostra. É praticamente impossível que cada unidade de lote esteja perfeitamente isenta de partículas visíveis, isto é, de partículas de 30-40 micrómetros e de grandes dimensões. Este controlo é efectuado por meio de um aparelho de ensaio de claridade.

iii) Determinação do pH

Determinação do pH da água

A. Agitar vigorosamente a amostra de água com uma vareta de agitação de vidro limpa.

B. Verter uma amostra de 40 mL ± 5 mL para o copo de vidro, utilizando o vidro de relógio como tampa.

C. Deixar a amostra repousar durante pelo menos uma hora para permitir a estabilização da temperatura, mexendo-a ocasionalmente enquanto espera. Medir a temperatura da amostra e ajustar o controlador de temperatura do medidor de pH à temperatura da amostra. Este ajuste deve ser feito imediatamente antes do teste com um controlo automático da temperatura, seguindo as instruções do fabricante.

D. Padronizar o medidor de pH por meio das soluções padrão fornecidas. A temperatura e os ajustes devem ser efectuados conforme indicado nas diretrizes da ICH.

E. Mergulhar o(s) elétrodo(s) do medidor de pH na amostra de água e rodar ligeiramente o copo para obter um bom contacto entre a água e o(s) elétrodo(s).

F. O(s) elétrodo(s) requerem uma imersão de 30 segundos ou mais na amostra antes da leitura para permitir a estabilização do medidor. Se o medidor tiver um sistema de leitura automática, sinalizará automaticamente quando estabilizado.

G. Ler e registar o valor do pH até à décima mais próxima de um número inteiro. Se o medidor de pH ler até à centésima posição, aplicar-se-á uma regra de arredondamento como se segue: Se o dígito da centésima posição for inferior a 5, deixe o dígito da décima posição como está. Se for maior que 5, arredondar o

O décimo algarismo da casa decimal sobe uma unidade. Se o algarismo da centésima posição for igual a 5, arredondar o algarismo da décima posição para o número par mais próximo.

H. Enxaguar bem o(s) elétrodo(s) com água destilada e, em seguida, esfregar ligeiramente com lenços de papel para remover qualquer película formada no(s) elétrodo(s). Atenção: Não limpar os eléctrodos, pois isso pode resultar na polarização do elétrodo e consequente resposta lenta.

iv) Ensaio (% Teor de droga)

100 mg dos três extractos de plantas foram dissolvidos em 50 mL de tampão fosfato pH 7,4 . A solução volumétrica foi agitada durante 2 h num agitador mecânico para obter uma solubilidade uniforme do fármaco. A solução foi filtrada e avaliada espectrofotometricamente no comprimento de onda de 250 nm. Os ensaios foram efectuados em triplicado e a média .

5 RESULTADOS EXPERIMENTAIS

5.1 Extração

Após a conclusão da extração, o valor extrativo foi determinado em relação aos materiais vegetais secos. Os extractos acima referidos foram estudados quanto à sua cor, consistência e valores de rendimento percentual, que são apresentados abaixo (quadro 5.1-5.3).

Quadro 5.1 Cor, consistência e rendimento percentual de diferentes extractos de *M. scandens*

SI. Não.	Partes de plantas	Extrato	Cor e consistência	Rendimento percentual
1	Aéreo	Éter de petróleo	Verde pálido, ceroso	2.4 %
2	Aéreo	Clorofórmio	Verde escuro, gorduroso	4.1 %
3	Aéreo	Etanol	Castanho, pegajoso	7.5%
4	Aéreo	Aquoso	Castanho escuro, não pegajoso	9.9 %

Quadro 5.2 Cor, consistência e rendimento percentual de diferentes extractos de *C. bonplandianum*

SI. Não.	Partes de plantas	Extrato	Cor e consistência	Rendimento percentual
1	Aéreo	Éter de petróleo	Verde pálido, ceroso	2.8%
2	Aéreo	Clorofórmio	Verde escuro, gorduroso	3.9%
3	Aéreo	Etanol	Castanho, mais pegajoso	6.7%
4	Aéreo	Aquoso	Castanho escuro, pegajoso	9.5 %

Quadro 5.3 Cor, consistência e rendimento percentual de diferentes extractos de partes aéreas de *E. triplinerve*

SI. Não.	Partes de plantas	Extrato	Cor e consistência	Rendimento percentual
1	Aéreo	Éter de petróleo	Verde pálido, oleoso e pegajoso	2.1%
2	Aéreo	Clorofórmio	Verde escuro, menos pegajoso	3.8%
3	Aéreo	Etanol	Castanho-escuro, Mais pegajoso	5.9%
4	Aéreo	Aquoso	Castanho avermelhado, não pegajoso	8.7 %

5.2 Natureza fitoquímica dos compostos extraídos

Os resultados da investigação fitoquímica preliminar das plantas selecionadas foram tabulados (Quadro 5.4-5.6). Os extractos das partes aéreas das plantas selecionadas mostraram a presença de vários fitoconstituintes tais como flavonóides, glicosídeos, saponinas, alcalóides, hidratos de carbono, taninos, esteróides.

Tabela 5.4 Análise fitoquímica dos extractos das partes aéreas de *M. scandens* em diferentes solventes

SI. Não	Química Componentes	Animal de estimação. Extrato	Extrato clorofórmico	Extrato de etanol	Extrato aquoso

		etéreo			
1	Alcalóides		+	+	
2	Flavonóides		+	+	+
3	Taninos			+	+
4	Hidratos de carbono	+	+		
5	Esteróides	+	+		
6	Glicosídeos			+	
7	Proteínas				
8	Vitaminas	+	+		
9	Saponina				+

(+) : Presente, (-) : Ausente

Tabela 5.5 Análise fitoquímica dos extractos das partes aéreas de *C. bonplandianum* em diferentes solventes

SI. Não	Componentes químicos	Pet. Extrato de éter	Extrato clorofórmico	Extrato de etanol	Extrato aquoso
1	Alcalóides	+		+	+
2	Flavonóides			-	+
3	Taninos			+	+
4	Hidratos de carbono				+
5	Esteróides	+	+	+	
6	Glicosídeos			+	+
7	Proteínas	+			
8	Vitaminas	+	+		
9	Saponina	+			+

(+) : Presente, (-) : Ausente

Quadro 5.6 Análise fitoquímica dos extractos das partes aéreas de *E. triplinerve* em diferentes solventes

SI. Não	Componentes químicos	Pet. Extrato de éter	Extrato clorofórmico	Extrato de etanol	Extrato aquoso
1	Alcalóides		+	+	
2	Flavonóides			+	+
3	Taninos	+		+	+
4	Hidratos de carbono		+		
5	Esteróides	+	+	+	
6	Glicosídeos				+
7	Proteínas			+	
8	Vitaminas	+	+		
9	Saponina				+

(+) : Presente, (-) : Ausente

Nestes extractos etanólicos e aquosos, os flavonóides foram os principais constituintes. Assim, selecionámos extractos etanólicos e aquosos de partes aéreas das três plantas, nomeadamente *Mikania scandens, Croton bonplandianum e Eupatorium triplinerve,* para os nossos testes farmacológicos, como estudos de toxicidade, actividades antiulcerosa, trombolítica, antioxidante e antidiarreica.

5.3 Avaliação do estudo de toxicidade aguda

Não se registaram sinais de toxicidade nas primeiras quarenta e oito horas e nenhum animal morreu em 14 dias de observação com uma dose de 2000mg/kg.

5.4 Avaliação da atividade antiulcerosa

O efeito do etanol e dos extractos aquosos das plantas selecionadas *M. scandens, C. bonplandianus, E. trilinerve* na úlcera induzida por ligadura do piloro em ratos foi apresentado na (Tabela 5.7). Todos os resultados do grupo de tratamento foram comparados com o grupo de controlo. Os animais de controlo exibiram uma acidez forte, um volume mais elevado de suco gástrico e uma pontuação mais elevada no índice de úlcera (3,66±0,421). O medicamento padrão lansoprazol reduziu o índice de úlcera, a acidez total e a acidez livre. Entre todos os grupos de tratamento, os extractos aquosos e etanólicos de *Mikania scandens* 200 mg/kg mostraram a pontuação mais baixa do índice de úlcera e os níveis de acidez e uma forte proteção. O extrato aquoso de *croton bonplandianum* e de *eupatorium triplinerve* 200 mg/kg apresentou uma proteção promissora em função da dose, em comparação com o medicamento padrão. O extrato etanólico de *croton bonplandianus* e *eupatorium triplinerve* 200 mg/kg também produziu um efeito considerável contra a proteção da úlcera, bem como o efeito da acidez.

Quadro 5.7 Resultados gastroprotectores dos extractos etanólico e aquoso de plantas selecionadas

SI. Não	Dosagem De drogas	Conteúdo do suco gástrico (ml)	pH	Acidez livre	Acidez total	Índice de úlceras	% de proteção da úlcera
1.	Controlo	6.85 ± 0.523	2 ± 0.00	39.5 ± 2.790	78 ±3.864	3.66 ± 0.421	0%
2.	Std	4.28 ±0.535**	4 ±0.365**	20 ±2.875**	37.66 ±3.051**	0.667 ± .105**	81.83%
3.	EEMS1	5.35 ±0.348**	2.83 ±0.401	31.83 ±2.182**	65.16 ±3.646**	2 ± 0.316**	45.44%
4.	EEMS2	4.33 ±0.455**	3.83 ±0.307**	25.33 ±2.458**	50 ±1.709**	1.33 ±0.210**	63.63%
5.	AEMS1	5.21 ±0.382**	3 ±0.258	32.66 ±2.060	65.86 ±3.846*	1.58 ±0.327**	56.81%
6.	AEMS2	3.91 ±0.385**	3.16 ±0.477	21.58 ± 0.712**	44.16 ± 1.301**	1.16 ± 0.166**	68.19%
7.	EECB1	5.43 ±0 .493	3.57 ±0.268**	65.50 ±3.222***	75.33 ±2.951	2.17 ± 0.527	40.79%
8.	EECB2	3.78 ±0.383***	4.98 ±0.344***	56.33 ±1.820**	69.83 ±1.537	1.92 ± 0.239*	47.62%
9.	AECB1	3.93 ± 0.427***	4.0 ±0 .253***	57.67 ±2.275**	68.83 ±2.535	1.67 ± 0.307 **	54.64%
10.	AECB2	2.57 ±0 .252***	5.38 ±0.403***	47.0 ±2.910	58.17 ±3.103***	1.33 ± 0.166***	63.57%

11.	EEETl	6.12 ± 0.277	2.93 ± 0.246	74 17 ±2 774***	82.50 ±3.819	2.25 ± 0.423	38.52%
12.	EEET2	4.55 ±0 .176**	3.85 ± 0.334**	59.83 ±3.280***	63.17 ±2.701*	2.08 ± 0.436	43.08%
13.	AEETl	3.80 ± 0.395***	3.63 ± 0.217**	58.83 ±3.390***	65.17 ±1.896	1.92 ± 0.352*	47.62%
14.	AEET2	2.75 ±0 .291***	5.05 ±0.184***	49.83 ±2.574	57.33 ±3.293***	1.75 ± 0.310*	52.18%

Os valores evoluíram como média ± SEM; η = 6; *P <0,05, **P<0,01 e ***P<0,001 quando comparados com o grupo de controlo
(One way, ANOVA seguido do teste t de Dunnet).
CNT- Controlo (0,2 ml de água destilada), STD- Padrão (Lansoprazol 8 mg/kg),

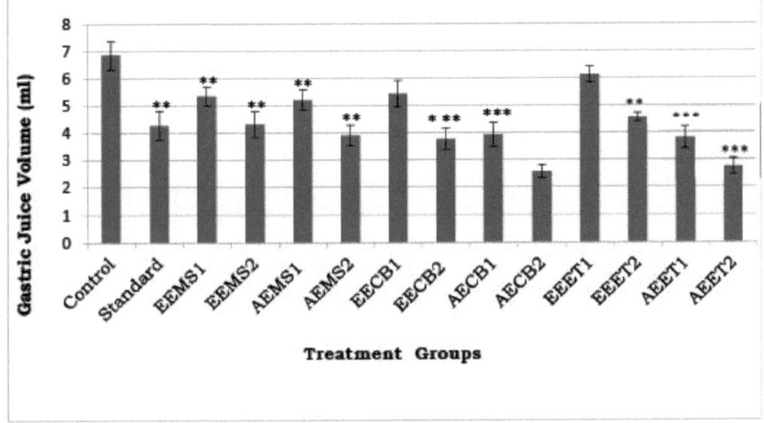

Figura 5.1 Comparação do volume do suco gástrico da planta selecionada

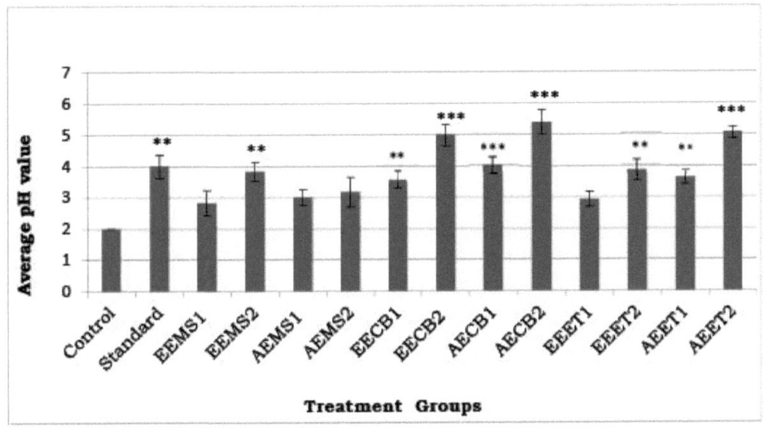

Figura 5.2 Comparação do valor médio de P^H das plantas selecionadas

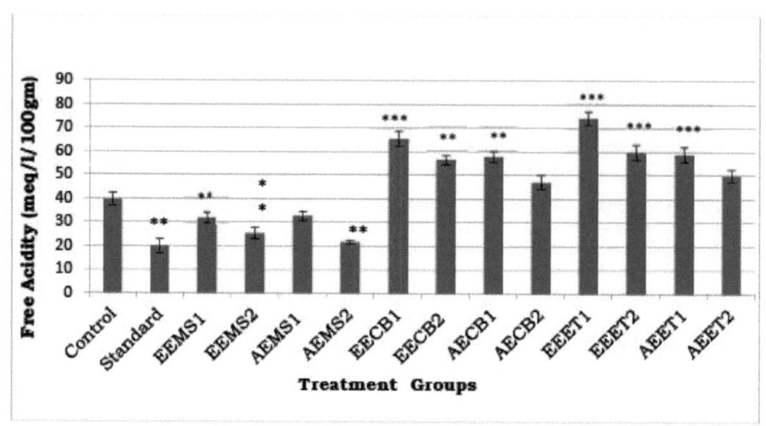

Figura 5.3 Comparação da acidez livre média das plantas selecionadas

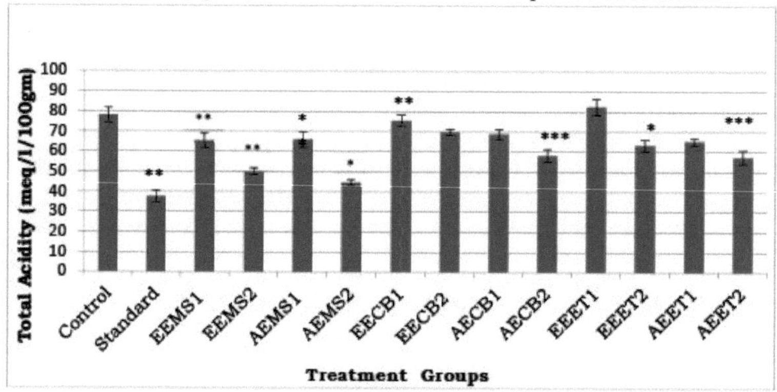

Figura 5.4 Comparação da acidez total média das plantas selecionadas

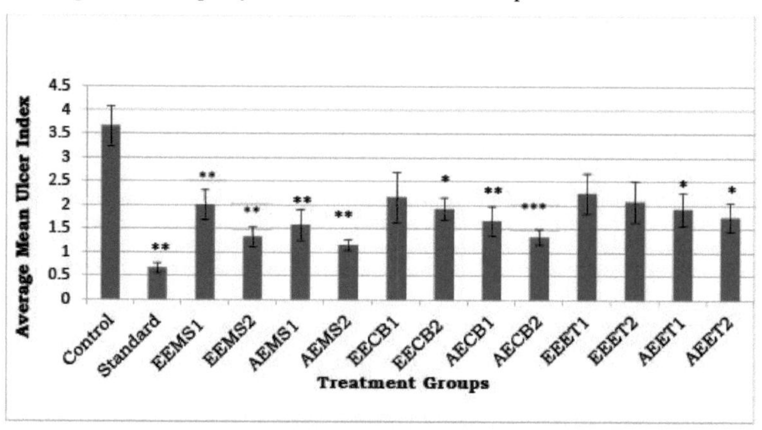

Figura 5.5 Comparação do índice médio de úlceras dos
Plantas

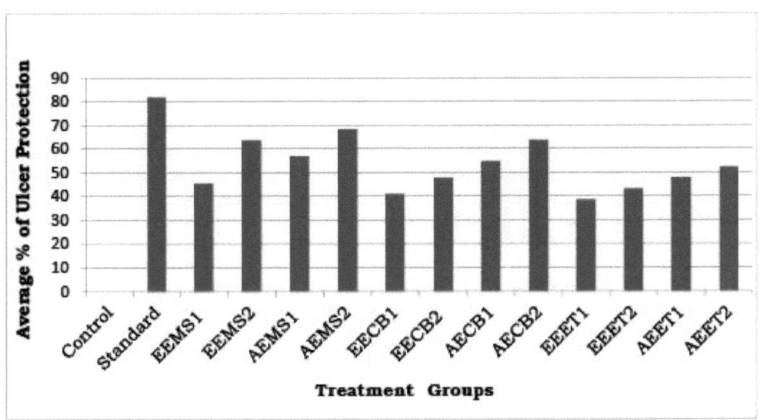

Figura 5.6 Comparação da % média de proteção contra úlceras das plantas selecionadas

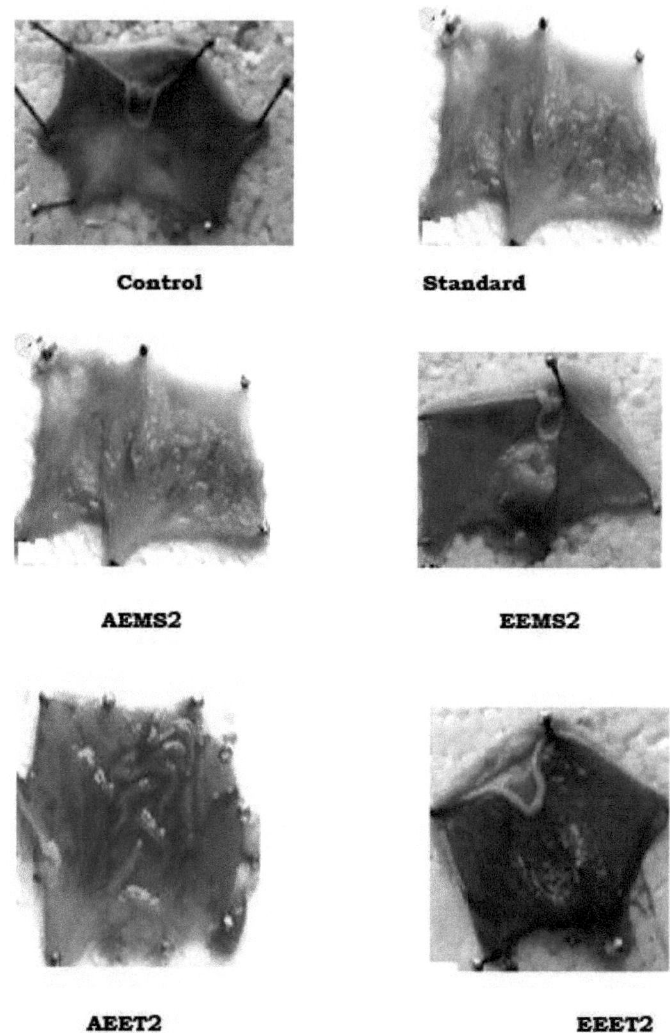

Figura 5.7 Fotografias da atividade antiulcerosa das plantas selecionadas

5.5 Avaliação da atividade trombolítica pelo método de lise do coágulo

A estimativa da percentagem (%) de lise do coágulo no rato albino Wister foi utilizada para o estudo *in vitro* da atividade trombolítica. Os resultados mostraram (Tabela 5.8) os efeitos do etanol e dos extractos aquosos de *M. scandens, C. bonplandianus, E. triplinerve* na % de lise do coágulo. A adição de 100 µl de frasco de Streptokinase (15.000.000 I.U), padrão mostrou (80,23 ± 1,969%) de lise do coágulo. Por outro lado, os coágulos quando tratados com 100 µl de tampão fosfato salino (controlo) mostraram apenas uma lise negligenciável do coágulo (14,09 ± 1,391%).

O extrato aquoso de *M. scandens* (AEMS) apresentou a atividade de lise de coágulos mais significativa (59,78 ± 2,042 %) de todos os extractos. O extrato etanólico de *M. scandens* (EEMS) mostrou uma lise moderada do coágulo (51,61± .142 %). Os extractos aquosos de *C. bonplandianum* e *E. triplinerve* apresentaram (46,52 ± 1,356 % e 44,73 ± 1,356 %) lise do coágulo, respetivamente. Os extractos etanólicos de *C. bonplandianum* e *E. triplinerve* também apresentaram uma percentagem negligenciável de lise do coágulo (20,96 ± 1,140 % e 17,07 ± 1,428 %) quando comparados com o grupo de controlo de tampão fosfato salino (PBS).

Quadro 5.8 Atividade trombolítica dos extractos etanólico e aquoso de plantas selecionadas

SI. Não.	Grupos	% de lise do coágulo
1.	Controlo (PBS)	14.09 ± 1.391
2.	Padrão (frasco de estreptoquinase)	80.23 ±1.969**
3.	EEMS	51.61 ±1.142**
4.	AEMS	59.78 ±2.042**
5.	EECB	20.96 ±1.140*
6.	AECB	46.52 ± 1.356**
7.	EEET	17.07 ±1.428ns
8.	AEET	44.73±0.873**

Todos os valores foram expressos como Média ± SEM.** = P<0,01,* = P<0,05, ns (Não significativo)= P>0,05,
Controlo - Tampão fosfato salino, Frasco padrão - Estreptoquinase, EEMS - Extrato etanólico de *M. scandens*, AEMS - Extrato aquoso de *M. scandens*, EECB - Extrato etanólico de *C. bonplandianum*, AECB - Extrato aquoso de *C. bonplandianum*, EEET - Extrato etanólico de *E. triplinerve*, AEET - Extrato aquoso de *E. triplinerve*.

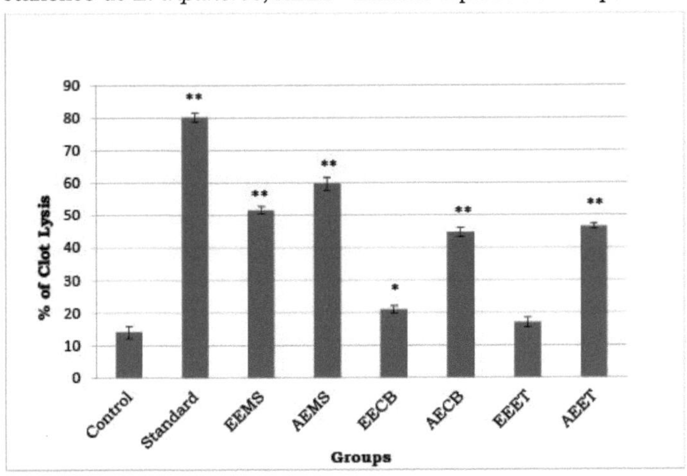

Figura 5.8 Atividade de lise do coágulo de vários extractos

Fotografias do estudo trombolítico

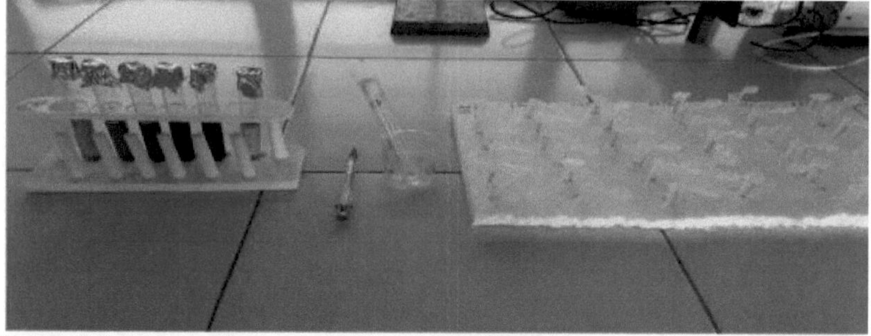

Figura 5.9 Preparação dos extractos de medicamentos e tubo Eppendorf vazio

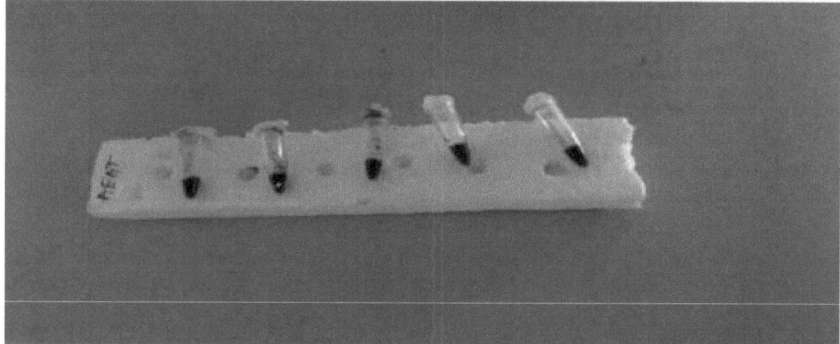

Figura 5.10 Fotografias das amostras de sangue após centrifugação

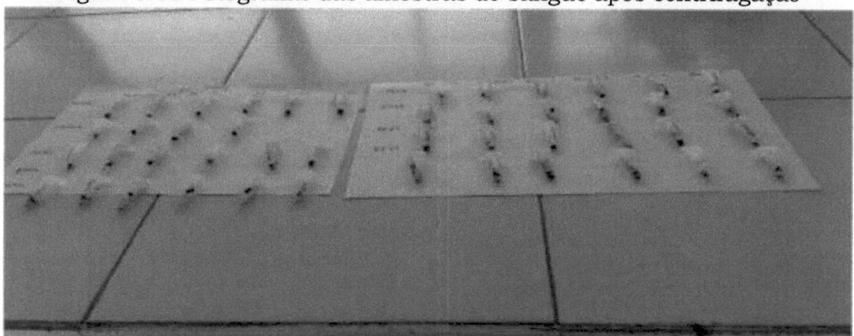

Figura 5.11 Fotografias das amostras de sangue após a lise do coágulo

5.6 Avaliação da atividade antioxidante através do método de eliminação do radical DPPH

Os resultados, como percentagem de inibição do medicamento padrão quercetina e extractos aquosos e de etanol de três plantas selecionadas em diferentes concentrações, foram apresentados no (Quadro 5.15).

Verificou-se que a atividade de eliminação do radical livre DPPH estava aumentando com o aumento da concentração do extrato aquoso, bem como no extrato de etanol (Figura 5.12-5.17). Como padrão de referência, a quercetina foi usada neste experimento para o qual o valor IC50 foi de 57,58 µg/mL quando comparado, verificou-se que a eliminação do radical livre DPPH foi maior em todas as concentrações do que as dos extratos de etanol. Por outro lado, o valor IC50 do extrato aquoso de *M. scandens, C. bonplandianum, E. triplinerve* foi de 65,35 µg/mL,

69,52 µg/mL, 74,52 µg/mL, (Tabela 5.15). Este resultado indica a presença de atividade de eliminação do radical livre DPPH, que especifica a presença considerável de atividade antioxidante nas partes aéreas das plantas selecionadas.
M. scandens

Cone. (µg/ml)	% de inibição da quercetina	% Inibição de AEMS
50	47.34±2.32	29.22+2.72
100	56.20+2.61	37.33±1.56
150	64.84±3.43	47.27±2.42
200	74.40±1.57	56.15±1.22
250	82.97±2.35	67.72±1.53
IC50	57.58	65.35

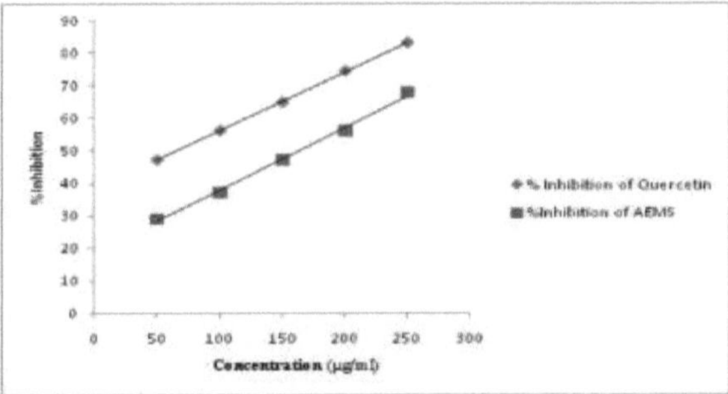

Figura 5.12 Atividade de eliminação do radical DPPH da solução aquosa de

Extrato de *M. scandens* (AEMS) em comparação com a quercetina
Tabela 5.10 Atividade de eliminação do radical DPPH do extrato de etanol de *M. scandens*

Cone. (µg/ml)	% de inibição da quercetina	% Inibição de EEMS
50	47.34±2.32	25.58±1.30
100	56.20+2.61	35.29+2.17
150	64.84±3.43	45.51±1.44
200	74.40±1.57	54.34±2.37
250	82.97±2.35	64.46+2.73
IC50	57.58	66.52

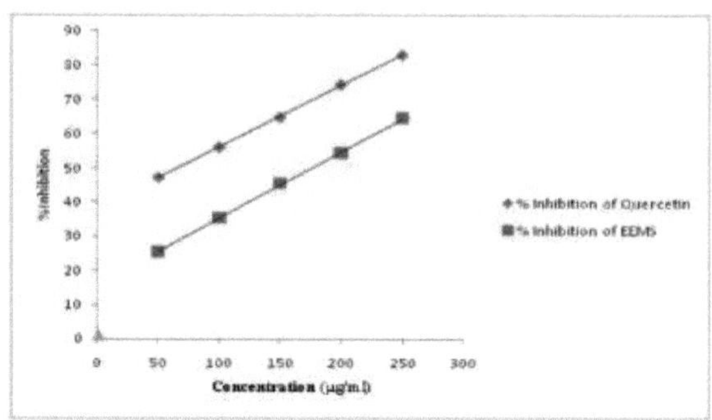

Figura 5.13 Atividade de eliminação do radical DPPH do extrato de etanol

de M. scandens (EEMS) em comparação com a quercetina

Tabela 5.11 Atividade de eliminação do radical DPPH da solução aquosa
Extrato de *C. bonplandianum*

Cone. (µg/ml)	% de inibição da quercetina	% Inibição de AECB
50	47.34±2.32	22.75+2.76
100	56.20+2.61	31.96±2.36
150	64.84±3.43	41.14±1.15
200	74.40±1.57	50.23±1.35
250	82.97±2.35	61.68±2.81
IC50	57.58	69.52

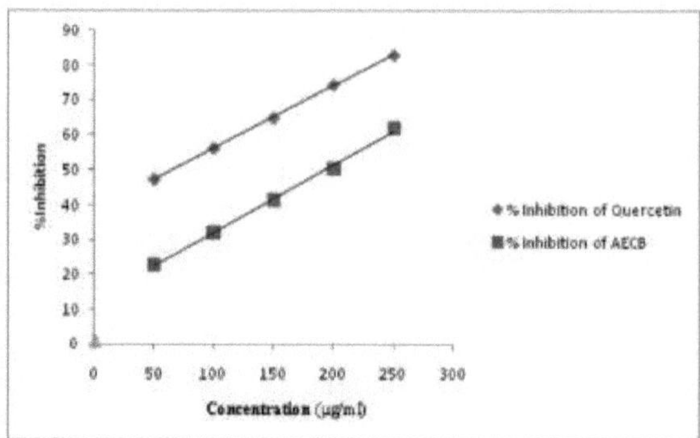

Figura 5.14 Atividade de eliminação do radical DPPH do extrato aquoso de *C. bonplandianum* (AECB) em comparação com a quercetina

Quadro 5.12 Atividade de eliminação do radical DPPH do extrato de etanol de *C. bonplandianum*

Cone. (µg/ml)	% de inibição da quercetina	% Inibição de BCE
50	47.34±2.32	17.77±2.50
100	56.20+2.61	26.56±1.57
150	64.84±3.43	35.24±1.44

200	74.40±1.57	43.25+2.79
250	82.97±2.35	53.33+2.76
IC50	57.58	78.23

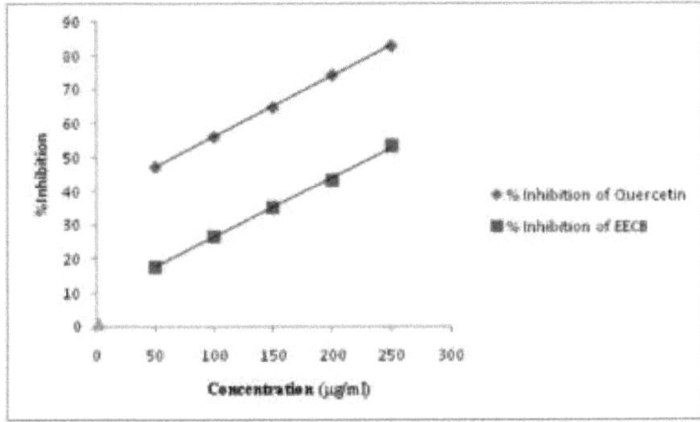

Figura 5.15 Atividade de eliminação do radical DPPH do extrato de etanol de *C. bonplandianum* (EECB) em comparação com a quercetina
E. triplinerve

Conc. (µg/ml)	% de inibição da quercetina	% Inibição de AEET
50	47.34±2.32	19.87±2.76
100	56.20+2.61	30.96+2.53
150	64.84±3.43	38.44±1.64
200	74.40±1.57	47.54±2.63
250	82.97±2.35	57.45+2.75
IC50	57.58	74.52

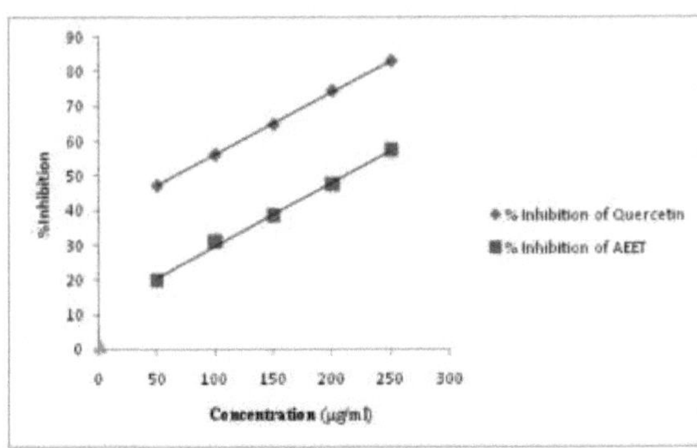

Figura 5.16 Atividade de eliminação do radical DPPH do extrato aquoso de *E. triplinerve* (AEET) em comparação com a quercetina

Tabela 5.14 Atividade de eliminação do radical DPPH do extrato de etanol de *E. triplinerve* (EEET)

Conc. (µg/ml)	% de inibição da quercetina	% Inibição de EEET

50	47.34±2.32	15.54±2.48
100	56.20+2.61	22.35+2.55
150	64.84±3.43	31.24±1.78
200	74.40±1.57	38.52+2.76
250	82.97±2.35	47.11±1.49
IC50	57.58	81.36

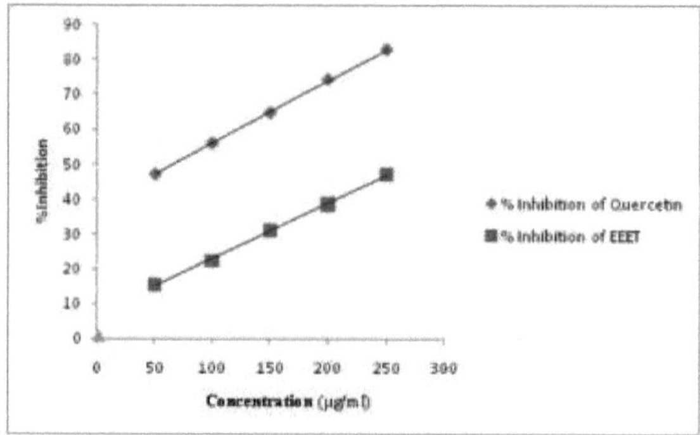

Figura 5.17 Atividade de eliminação do radical DPPH do extrato de etanol de *E. triplinerve* (EEET) em comparação com a quercetina

Tabela 5.15 Atividade de eliminação do radical DPPH do etanol e do Extractos aquosos de plantas selecionadas

Cone. (μg/ml)	% de inibição da quercetina	AEMS	EEMS	AECB	BCE	AEET	EEET
50	47.34±2.32	29.22±2.72	25.58±1.30	22.75±2.76	17.77±2.50	19.87±2.76	15.54±2.48
100	56.20±2.61	37.33±1.56	35.29±2.17	31.96±2.36	26.56±1.57	30.96±2.53	22.35±2.55
150	64.84±3.43	47.27±2.42	45.51±1.44	41.14±1.15	35.24±1.44	38.44±1.64	31.24±1.78
200	74.40±1.57	56.15±1.22	54.34±2.37	50.23±1.35	43.25±2.79	47.54±2.63	38.52±2.76
250	82.97±2.35	67.72±1.53	64.46±2.73	61.68±2.81	53.33±2.76	57.45±2.75	47.11±1.49
IC50	57.58	65.35	66.52	69.52	78.23	74.52	81.36

Os resultados são expressos em média ± DP (n=3)

5.7 Avaliação da atividade antidiarreica

Os resultados para a diarreia induzida por óleo de rícino foram resumidos (Tabela 5.16). Todas as plantas selecionadas *E. triplinerve, C. bonplandianus, M. scandens* de etanol e extractos aquosos foram consideradas eficazes de uma forma dependente da dose contra a diarreia induzida por óleo de rícino em ratos albinos Wister experimentais em todas as doses testadas. O pré-tratamento oral de ratos com uma dose mais elevada de 200 mg/kg mostrou um atraso no início da diarreia, com a dose mais elevada dos extractos de plantas selecionados a exibir o melhor efeito. Na mesma dose, foi observada uma diminuição significativa da gravidade da diarreia em termos de número total de defecações, número de fezes húmidas, peso das fezes húmidas e extrato de etanol de *E. triplinerve* , *M. scandens* e *C. bonplandianus* respetivamente, em comparação com o grupo de controlo negativo.

Quadro 5.16 Efeito do etanol e do extrato aquoso de *partes aéreas* de plantas medicinais selecionadas na diarreia induzida por óleo de rícino

SI.	Tratament	Dose	Tempo médio	N.º total	Média do	Peso médio

Não.	o	(mg/kg)	de início da diarreia em minutos (média ± SEM)	médio de fezes (média ± SEM)	número de fezes húmidas (média ± SEM)	das fezes húmidas (mg) (média ± SEM)
1	CNT	Água destilada	70.176 ± 12.590	9.157 ± 0.735	6.833 ± 0.687	0.357 ±0.042
2	DST	Loperamida (3mg/kg)	200.830 ± 21.615**	4.333 ±0.745**	3.023 ±0.575**	0.136 ± 0.025***
3	EEMS1	100 mg/kg	145.636 ± 25.897	6.567 ± 0.957	4.676 ± 1.015	0.224± 0.042
4	EEMS2	200 mg/kg	185.830± 23.653*	5.336 ± 0.745*	3.351 ± 0.512*	0.179± 0.023**
5	AEMS1	100 mg/kg	131.170± 23.769	7.653 ± 0.942	5.167 ± 0.645	0.283 ± 0.029*
6	AEMS2	200 mg/kg	168.760 ± 26.960*	6.321 ± 1.022*	4.830 ± 0.984	0.198± 0.030
7	EECB1	100 mg/kg	162.830±26.752*	8.102± 1.035	4.513±0.729	0.184±0.039
8	EECB2	200 mg/kg	194.660± 23.751**	7.225±0.873	4.103±0.449	0.179±0.023
9	AECB1	100 mg/kg	159.660±13.255*	7.432±0.672	4.666±0.644	0.190±0.012*
10	AECB2	200mg/kg	178.660± 14.003**	7.253±1.024	4.033±0.984	0.163±0.024
11	EEET1	100 mg/kg	122.330±22.556	5.833± 1.033	3.833±0.542	0.164 ±0.032
12	EEET2	200 mg/kg	156.012± 21.011*	5.205± 0.871	3.333 ±0.421	0.138±0.035*
13	AEET1	100 mg/kg	158.031±14.003*	6.236 ± 1.202	4.343± 0.656	0.158±0.011
14	AEET2	200 mg/kg	168.160± 13.251*	5.833 ± 0.617	3.901± 0.891	0.152± 0.031

Os valores são expressos como média ± SEM, n = 6; *P <0,05, **P<0,01 e ***P<0,001 quando comparados com o controlo

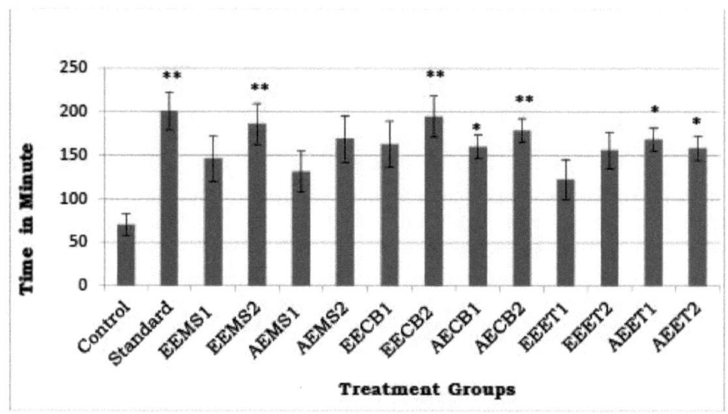

Figura 5.18 Tempo médio de início da diarreia dos diferentes grupos na diarreia induzida por óleo de rícino

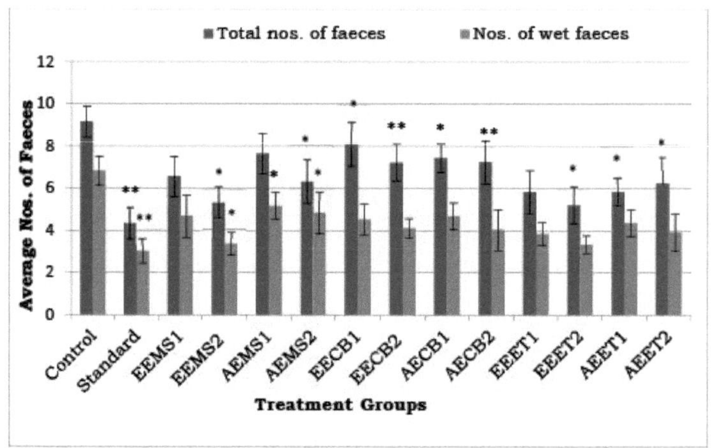

Figura 5.19 Número de fezes (total e húmidas) dos diferentes grupos na diarreia induzida por óleo de rícino

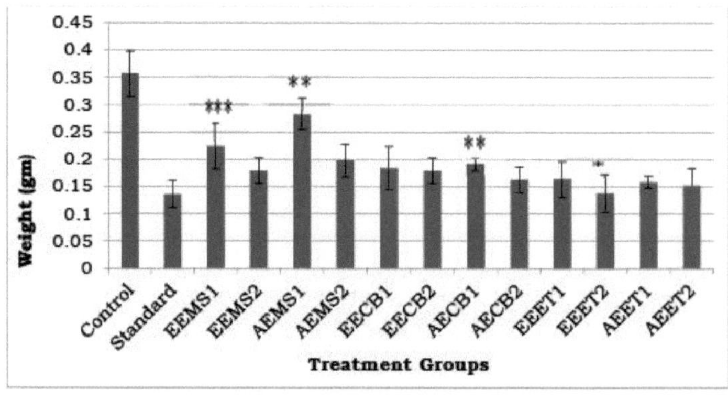

Figura 5.20 Peso médio das fezes húmidas dos diferentes grupos na diarreia induzida por óleo de rícino

5.8 Actividades antimicrobianas

Neste estudo, a atividade antimicrobiana *in vitro* dos extractos etanólico e aquoso de *M. scandens, C. bonplandianus* e *E. triplinerve* contra 2 estirpes bacterianas gram positivas (*Bacillus subtilis, Staphyloccus aureus*), 2 estirpes bacterianas gram negativas (*Escherichia coli, Solmonella typhi*) e 2 estirpes fúngicas (*Candida albicans, Asperigillus niger*). (Quadro 5.17) através do ensaio de difusão em poço de ágar foram apresentados e comparados com antibióticos padrão, como a ciprofloxacina e o fluconazol, que foram utilizados como controlos positivos. Os resultados mostraram que os extractos de plantas medicinais selecionados possuem um amplo espetro de actividades antimicrobianas contra todos os microrganismos patogénicos testados (*B.subtilis, S.aureus, E.coli, S.typhi, C.albicans, A.niger*) de forma dependente da dose. As actividades inibitórias mais elevadas foram observadas com o extrato etanólico de *C. bonplandianum* nas estirpes bacterianas gram-negativas *E.coli* (25,3 ± 1,63 mm) e *S.typhi* (23,3 ± 1,24 mm) na dose de 100 mg/ml. As estirpes gram positivas também mostraram uma sensibilidade significativa a todos os extractos de plantas. As plantas selecionadas também exibiram actividades antifúngicas potentes contra ambas as estirpes de fungos (Figura 5.27 a 5.29).

Tabela 5.17 Resultados da zona de inibição (mm) nas actividades antimicrobianas

SI. nãos.	Grupos	Atividade antibacteriana (gram+ve)				Atividade antibacteriana (gram-ve)				Atividade antifúngica			
		B. subtilis		*S. aureus*		*E. coli*		*S. typhi*		*C. albicans*		*A. niger*	
		50 mg/ml	100 mg/ml	50 mg/ml	100 mg/ml	50 mg/ml	100 mg/ml	50 mg/ml	100 mg/ml	50 mg/ml	100 mg/ml	50 mg/ml	100 mg/ml
1	EEMS	13.3±0.55	18.7±0.18	17.5±0.83	21.6±0.33	19.2±0.81	24.5±0.93	13.4±0.38	16.9±0.43	23.7±0.53	25.6±0.81	19.5±0.39	23.9±0.33
2	AEMS	10.3±0.54	14.9±0.32	13.4±0.93	16.6±0.81	12.5±0.83	16.9±0.13	10.9±0.39	14.5±0.73	17.5±0.23	21.4±0.63	16.8±0.23	21.5±0.53
3	EECB	19.3±0.81	22.8±1.24	18.3±0.81	22.4±1.24	19.6±0.47	25.3±1.63	16.6±0.47	23.3±1.24	25.3±0.31	28.1±0.18	19.9±0.38	24.3±0.22
4	AECB	16.6±1.94	18.2±1.69	14.6±1.49	18.6±1.09	13.3±1.24	21.3±0.94	14.6±1.24	22.7±1.16	17.3±0.31	21.5±0.23	16.2±0.21	18.5±0.39
5	EEET	18.3±1.94	22.7±1.24	17.6±1.63	21.3±1.62	21.6±1.24	23.8±2.18	22.3±2.05	25.0±1.63	23.2±0.61	24.8±0.13	20.8±0.31	22.0±0.32
6	AEET	15.7±2.16	20.6±1.24	16.1±2.05	19.4±2.16	17.6±2.86	18.3±0.47	17.6±2.05	21.3±2.5	18.0±0.31	24.5±0.23	15.0±0.21	21.0±0.31
7	CPF	23.9±0.51		25.6±0.25		27.2±0.62		28.4±0.56		-		-	
8	FLZ	-		-		-		-		32 ±0.35		29.3±0.55	
9	CNT	-		-		-		-		-		-	

CPF-Ciprofloxacina (0,1mg/ml) , FLZ-Fluconazol (0,1mg/ml), CNT-Controlo (DMSO)

Tabela 5.18 Determinação da CIM, MBC e MFC, efeito bactericida (+) e

69

bacteriostático (-) dos extractos etanólicos de plantas selecionadas

SI. Não	M. O	*M. scandens*				*C. bonplandianum*				*E. triplinerve*			
		MIC	MBC/ MFC	MBC /MIC	Efeito	MIC	MBC / MFC	MBC /MIC	Efeito	MIC	MBC/ MFC	MBC / MIC	Efeito
1	SA	128	512	4	-	128	256	2	+	256	512	>4	Nd
2	BS	1024	NA	NA	-	256	512	2	+	1024	NA	-	-
3	CE	256	512	2	+	128	512	4	-	256	1024	4	-
4	ST	128	512	4	-	128	512	2	+	128	512	4	-
5	CA	256	512	2	+	128	256	2	+	128	512	4	-
6	AN	128	1024	4	-	256	512	2	+	256	1024	4	-

Tabela 5.19 Determinação da CIM, MBC e MFC, bactericida (+) e
efeito bacteriostático (-) dos extractos aquosos de plantas selecionadas

SI. Não	M.O	*M. scandens*				*C. bonplandianus*				*E. triplinerve*			
		MIC	MBC	MBC / MIC	Effe Ct	MIC	MBC	MBC / MIC	Eficácia	MIC	MBC	MBC / MIC	Efeito
1	SA	128	256	2	+	256	256	2	+	128	512	4	-
2	BS	256	1024	4	-	256	512	4	-	256	1024	4	-
3	CE	512	1024	2	+	128	256	4	-	1024	NA	-	-
4	ST	128	512	4	-	256	512	2	+	128	512	4	-
5	CA	128	512	<2	-	128	256	4	-	512	1024	2	+
6	AN	256	NA	NA	-	512	1024	2	+	512	1024	2	+

A CIM, MBC e MFC foram utilizadas para comparar a atividade antimicrobiana dos extractos. Os resultados dos valores MIC, MBC e MFC são apresentados na (Tabela 5.18-5.19). Os dados indicaram que ambos os extractos exibiram níveis variáveis de atividade antimicrobiana contra os microrganismos investigados. A propriedade inibitória do etanol e dos extractos aquosos das plantas selecionadas foi observada dentro de um intervalo de concentração de 2-1024 µg/ml. O extrato etanólico de *C. bonplandianum* mostrou uma atividade antibacteriana significativa com MIC de 128 µg/ml para *E.coli* e *S. typhi*. MFC de 128µg/ml obtido para as *Calbicans* e extrato aquoso de *C. bonplandianum* com MIC de 128 µg/ml para *E.coli*, MFC de 128 µg/ml encontrado para as *Calbicans*. Os valores dos outros dois extractos de plantas e o efeito bactericida e bacteriostático determinado usando o rácio MBC/MIC e MFC/MIC foram apresentados na (tabela 5.12-5.13).

Diagrama de barras das actividades antibacteriana e antifúngica de vários extractos de plantas selecionadas contra microrganismos patogénicos

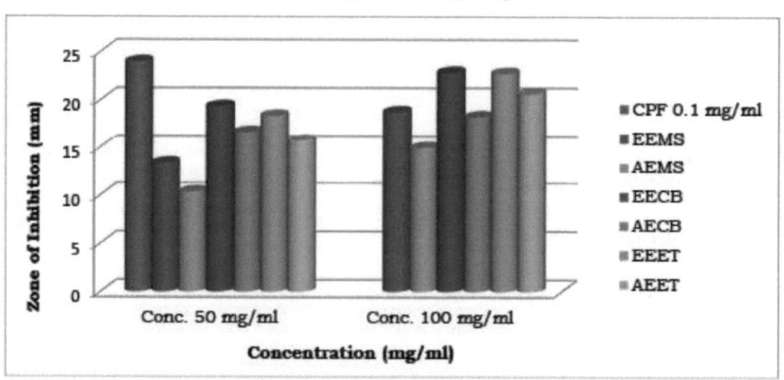

Figura 5.21 Atividade antibacteriana de diferentes extractos contra B. *subtilis* (MTCC n.º 441)

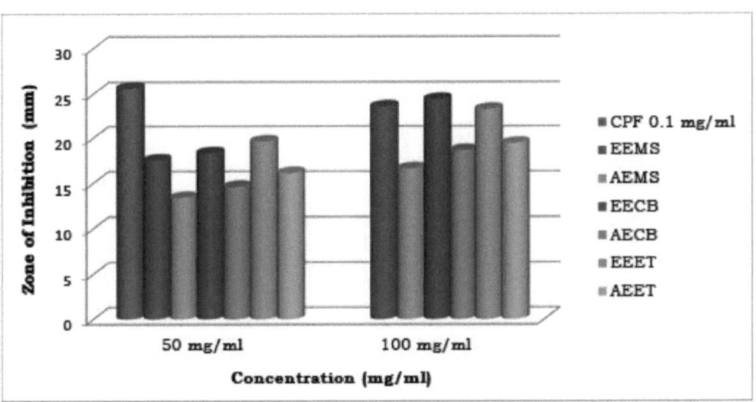

Figura 5.22 Atividade antibacteriana de diferentes extractos contra *S.aureus* (MTCC n.º 3160)

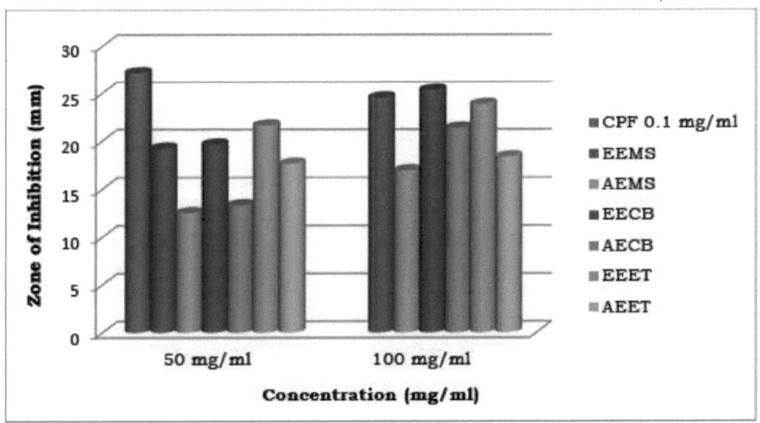

Figura 5.23 Actividades antibacterianas de diferentes extractos contra *E. coli* (MTCC n.º 1652)

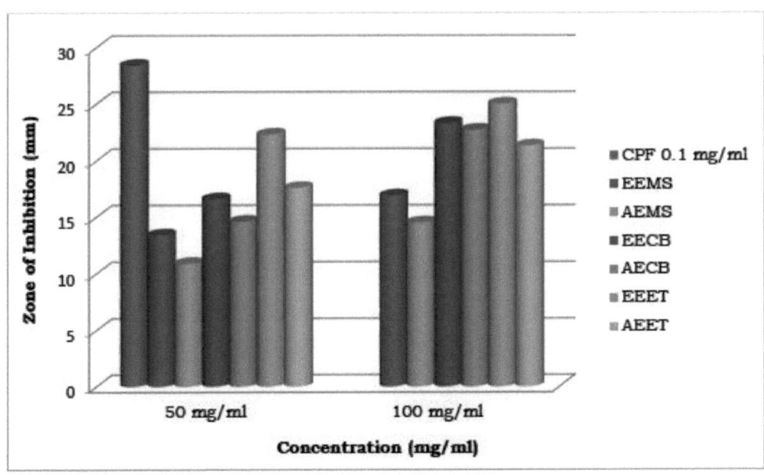

Figura 5.24 Actividades antibacterianas de diferentes extractos contra *S. typhi* (MTCC n.º 733)

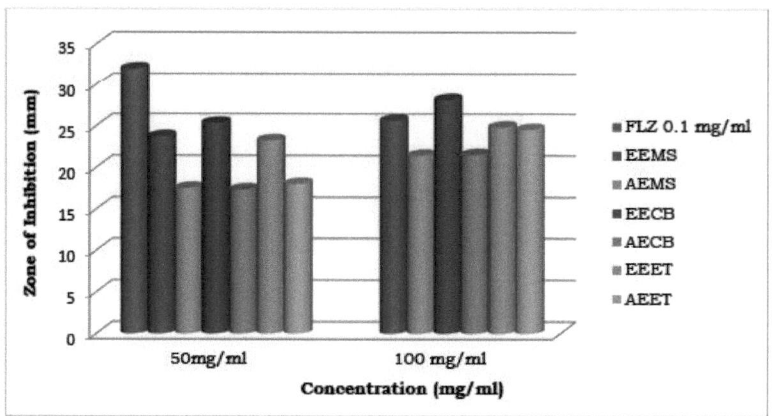

Figura 5.25 Actividades antifúngicas de diferentes extractos contra *C. albicans* (MTCC n.º 227)

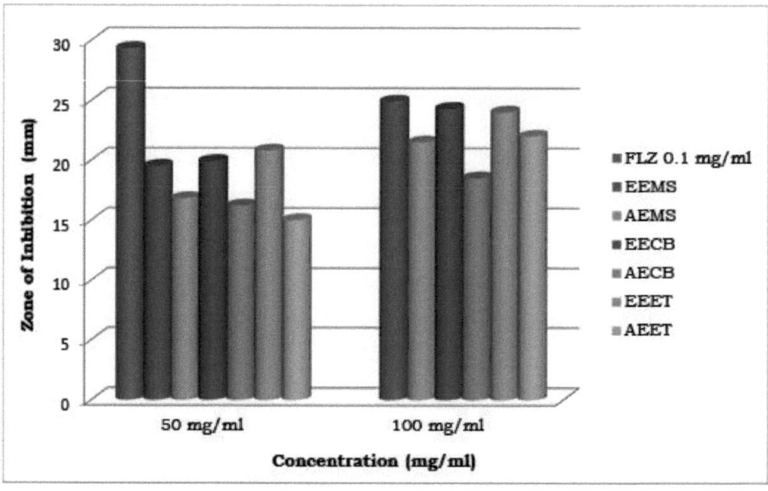

Figura 5.26 Actividades antifúngicas de diferentes extractos contra

A. niger (MTCC n.º 282)

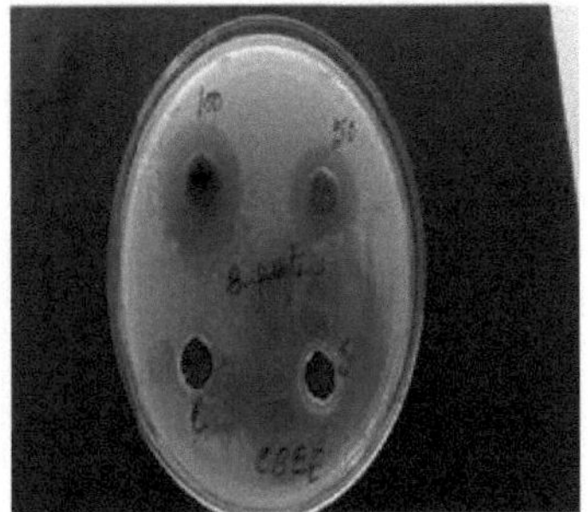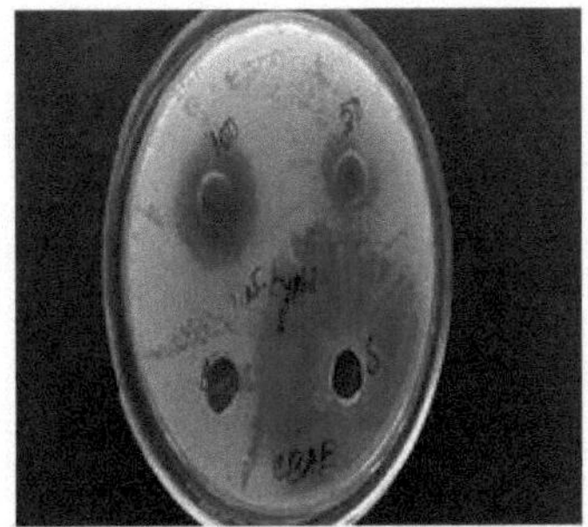

Figura 5.27 Fotografias da zona de inibição de CBEE e CBAE contra *B. subtilis* (MTCC n.º 441) e *S. typhi* (MTCC n.º 733)

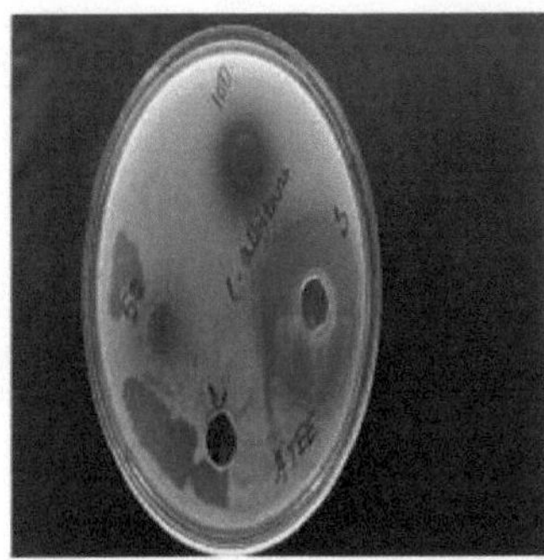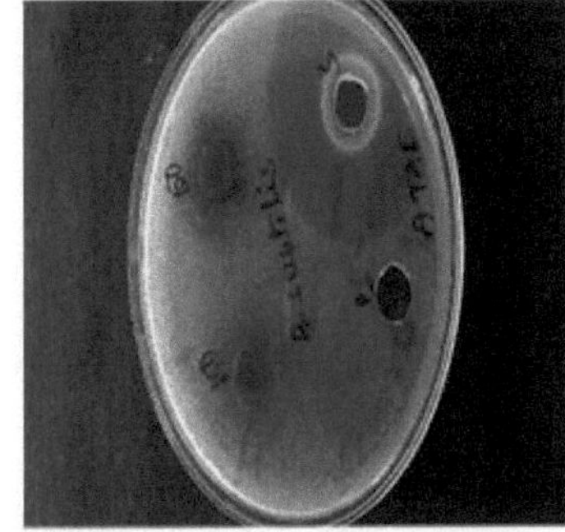

Figura 5.28 Fotografias da zona de inibição do ATEE e do ATAE contra *C. albicans* (MTCC n.º 227) e *B. subtilis* (MTCC n.º 441)

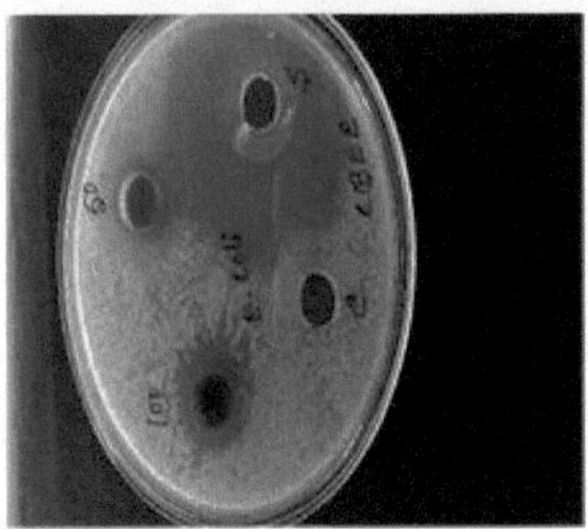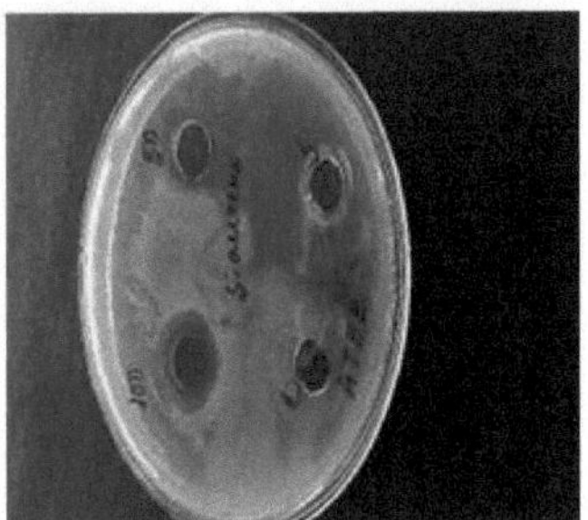

Figura 5.29 Fotografias da zona de inibição do CBEE e do ATEE contra *E.coli* (MTCC n.º 1652) e *S. aureus* (MTCC n.º 3160)

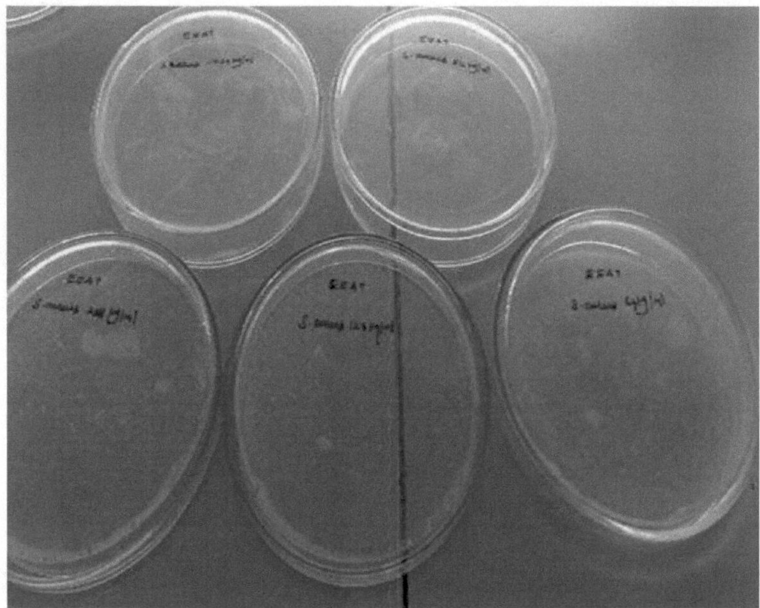

Figura 5.30 Fotografias de MBC de EEAT em diferentes concentrações contra *S. aureus* (MTCC n.º 3160)

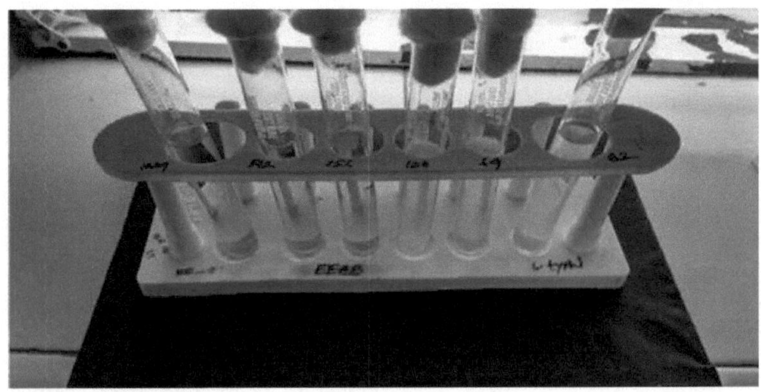

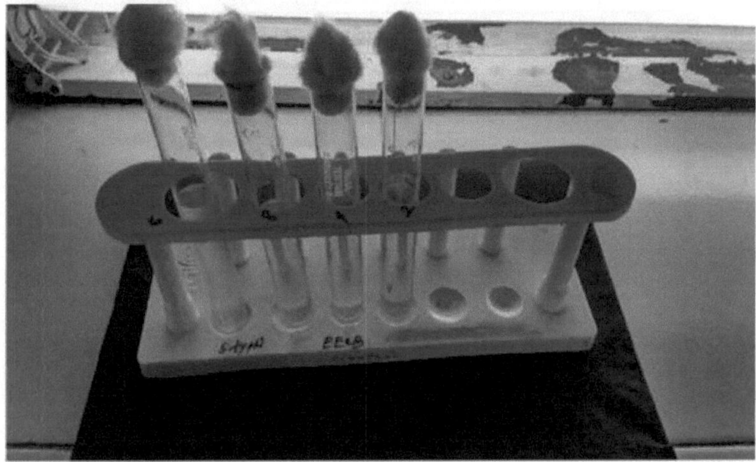

Figura 5.31 Fotografias do EECB de diferentes concentrações (2-1024µg/ml) da preparação
para a CIM contra *S. typhi* (MTCC No.733)

Figura 5.31 Fotografias de EECB de diferentes concentrações (2-1024µg/ml) de preparação para MIC contra *S. typhi* (MTCC No. 733)

5.9 Análise das fracções dos compostos isolados dos extractos aquosos de *Mikania scandens* (ICAMS)

Fracções 1- 101

As fracções 1 a 101 foram consideradas oleosas, cerosas e gomosas e não foram prosseguidas.

SJ-01 (3,3',4',5,7-pentahidroxiflavona)

As fracções 102 a 107 eram semelhantes e apresentavam uma única mancha. Assim, foram combinadas por serem semelhantes no TLC e concentradas. No TLC, observou-se uma mancha púrpura à luz UV, que escureceu quando exposta ao amoníaco. O composto apresentou máximos de absorção no UV a 275 nm.

5.9.1 Caracterização do (ICAMS) composto isolado do extrato aquoso de *Mikania scandens* (SJ-01)

O composto isolado ICAMS (SJ-01) foi caracterizado utilizando as propriedades físicas, o teste químico, o valor Rf e os dados espectrais, nomeadamente IR,[1] H NMR,[13] C NMR e espetroscopia de massa.

5.9.1.1 Propriedades físicas

O composto purificado ICAMS SJ-01 era um pó sólido amarelado (Tabela 5.20).

Tabela 5.20 Propriedades físicas do ICAMS SJ-01

SI. Não.	Parâmetros	Observações
1.	Cor	Amarelado
2.	Forma	Pó sólido

5.9.1.2 Ensaio químico

A partir de vários testes qualitativos, verificou-se que o composto isolado (SJ-01) era um flavonoide. Os testes químicos qualitativos para flavonóides foram efectuados em solução aquosa do composto isolado ICAMS (SJ- 01) (Tabela 5.15). Todos os testes de Shinoda, cloreto férrico e acetato de chumbo foram positivos.

Quadro 5.21 Testes químicos qualitativos de ICAMS (SJ-01) para flavonóides

SI. Não.	Teste	SJ-Ol
1.	Teste Shinoda	+
2.	Cloreto férrico	+
3.	Acetato de chumbo	+

(+) : Presente (-) : Ausente

5.9.1.3 Ponto de fusão

O ponto de fusão do composto isolado ICAMS (SJ-01) foi de 282-284 °C, determinado por um aparelho de ponto de fusão.

5.9.1.4 Método cromatográfico em camada fina

O valor Rf calculado do composto isolado SJ-01 foi de 0,75, determinado pelo sistema de solventes (clorofórmio : acetato de etilo; 6 : 4).

5.9.1.5 Métodos espectroscópicos

(a) IR (KBr, Umax/cm-)[1]

O espetro de IV (v cm^{-1}) do composto (SJ-01) mostrou bandas de absorção a 3404,73 (str, OH alcoólico em C-3), 3316 (str, =C-H do anel aromático), 1665,78 (str, anel de 6 membros da γ-lactona), 1562.21 (str, C=O de cetona em anel de lactona em C-4), 1520,92 (str, C=C não conjugado em C2 e C3), 1382,16 (str, OH fenólico em C9, C10, C13, C14) (Fig. 5.32).

(b) ^{1}H NMR (DMSO-d6, 500 MHz, δ ppm)

O espetro de[1] H-NMR do composto (SJ-01) apresentou os sinais caraterísticos a δH 12,48 (s, 1H, -OH em C3), 6,94 (s, 1H, Ar-H em C7), 6,93 (s, 1H, Ar-H em C9), 6,89-6,88 (d, Ar-H em C15), 6.47 ((s, 1H, Ar-H em C12), 6,41-6,40 (d, Ar-H em C16), 5,52 (s, 1H, OH fenólico em C9), 5,42 (s, 1H, OH fenólico em C8), 5,11 (s, 1H, OH fenólico em C13), 5,04 (s, 1H, OH fenólico em C14) (Fig. 5.33).

(c) ^{13}CNMR (DMSO-d6, 500 MHz, δ ppm)

O espetro de[13] C-NMR do composto (SJ-01) apresentou os sinais caraterísticos a δC 175,91 (C4), 163,95 (C8), 160,80 (C10), 156,22 (C16), 147.75 (C14), 146.87 (C2), 145.12 (C13), 122.05 (C12), 120.08 (C3) , 155.69 (C11), 115.14(C5), 103.10 (C9), 98.27 (C7), 93.44 (C6) (Fig. 5.34).

(d) Espectroscopia de massa

Os dados de massa revelaram m/z = 303,15 (M+H), indicativo do pico do ião molecular ($C_{15}H_{11}O_7^+$).

Os dados de massa (ESI-MS) do composto (SJ-01) revelaram picos em (m/z): 303,15 (M+H, 100%, C15H11O7+), 304,05 (M+2H, 18 %, C15H12O7+2), 305,05 (M+3H, 3 %, C15H13O7+2) (Fig. 5.35).

Com base nos dados espectrais acima referidos e na constante física, com a ajuda da literatura, o composto (SJ-01) foi identificado como 3,3',4',5,7- penta-hidroxiflavona.

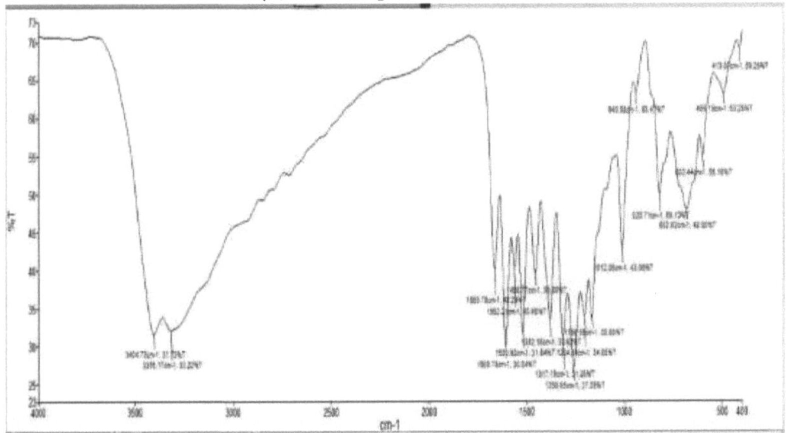

SJ-01 (3,3',4',5,7-penta-hidroxiflavona)

Figura 5.32 Espectro de IV do composto SJ-01 (3,3',4',5,7- penta-hidroxiflavona)

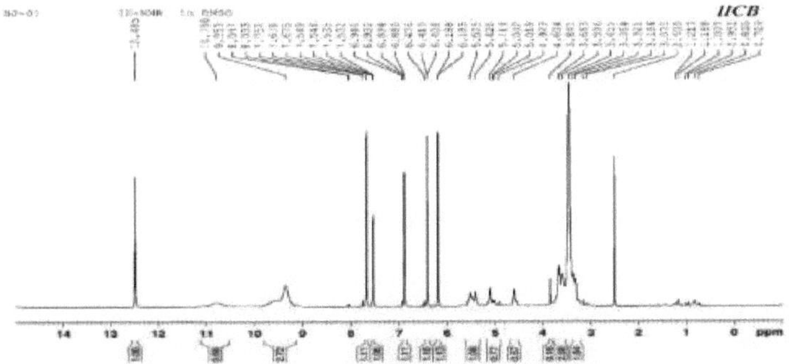

Figura 5.33[1] H Espectro de RMN do composto: (SJ-01) (3,3',4',5,7- penta-
hidroxiflavona)

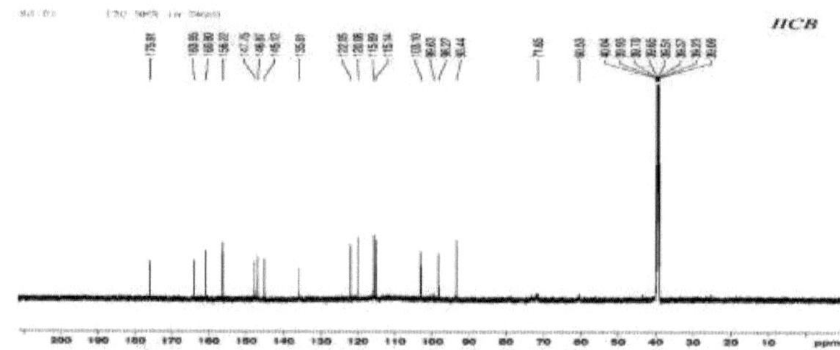

Figura 5.34[13] Espectro de RMN de C do composto: (SJ-01) (3,3',4',5,7-

pentahidroxiflavona)

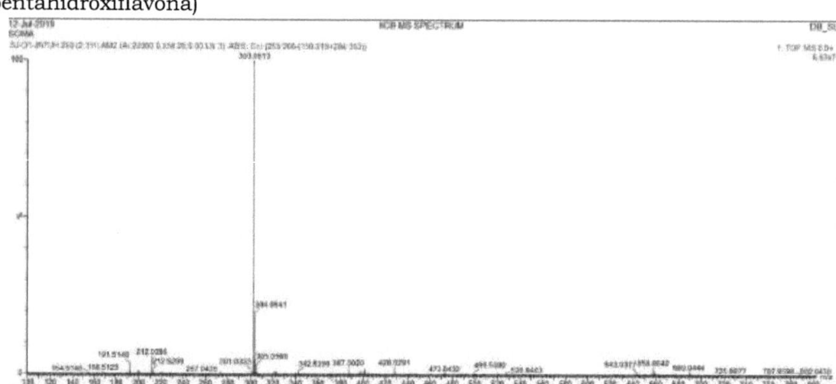

Figura 5.35 Espectro de massa do composto: (SJ-01) (3,3',4',5,7-

pentahidroxiflavona)

5.10   Avaliação da formulação poli-herbácea

i)   Aspeto físico

Cor : Castanho escuro

Odor : Caraterísticas

ii)   Teste de clareza

Verificou-se que a formulação poli-herbácea não continha partículas estranhas.

iii)   pH

O pH da formulação poli-herbácea preparada foi de 6,8.

iv)   Ensaio (teor de droga)

O teor de fármaco da formulação poli-herbácea foi de 98,05%.

5.11 Avaliação da atividade antiulcerosa do PHF e do ICAMS

Os resultados da atividade antiulcerosa da formulação poli-herbácea (PHF) e dos compostos isolados dos extractos aquosos de *Mikania scandens* (ICAMS) na ulceração por ligadura do piloro em ratos foram apresentados na (Tabela 5.22, Fig. 5.36-5.42). Observou-se que no grupo de controlo tratado com veículo (0,2 ml de água destilada) o índice de úlcera foi (3,5 ± 0,308). Verificou-se que o PHF e o

ICAMS produziram uma diminuição significativa do índice de úlcera (1,25 ± 0,237) e (0,75 ± 0,094). Tanto o PHF como o ICAMS também reduziram significativamente a acidez livre, a acidez total e o índice de úlcera e aumentaram o pH do suco gástrico, aumentando a sua atividade anti-úlcera.

Quadro 5.22 Atividade antiúlcera da formulação poli-herbácea (PHF) e do composto isolado do extrato aquoso de
***M. scandens* (ICAMS)**

SI. Não	Dosagem de medicamentos	Conteúdo do suco gástrico (ml)	P^H	Acidez livre	Acidez total	Índice de úlceras	% de proteção das úlceras
1.	Controlo	1.966 ±0.082	1.966 ± 0.091	39.88 ± 1.636	79.15 ± 2.066	3.5 ± 0.308	0%
2.	Padrão	2.103±0.068***	4.0330.074***	21.46 ±1.937***	39.45 ± 3.644***	0.916± 0.201**	74%
3.	PHF	2.405±0.298***	3.9 ± 0.075***	22.28 ±1.758***	43.10 ± 4.114**	1.25 ± 0.237**	64.2%
4.	ICAMS	2.319± 0.109***	4.1 ± 0.119***	21.35 ±0.983***	37.45 ± 1.755**	0.75 ± 0.094**	73.3%

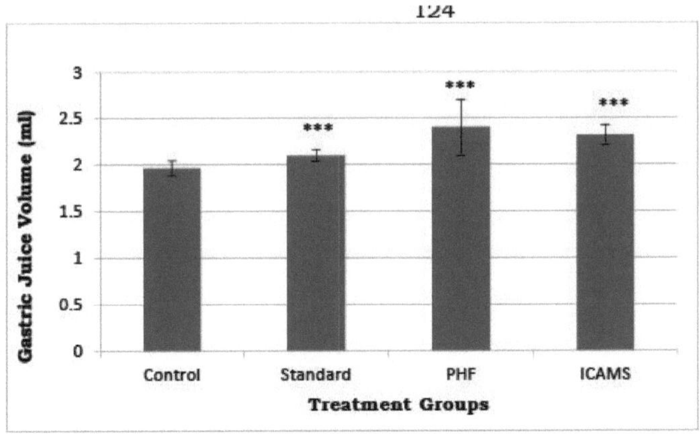

Figura 5.36 Comparação do volume de suco gástrico de PHF e ICAMS

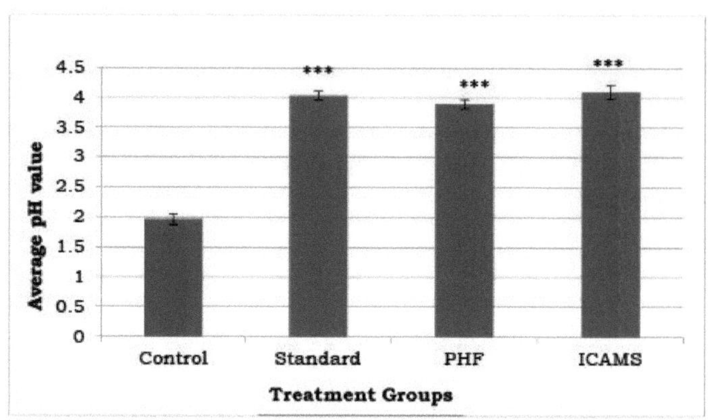

Figura 5.37 Comparação do pH do suco gástrico de PHF e ICAMS

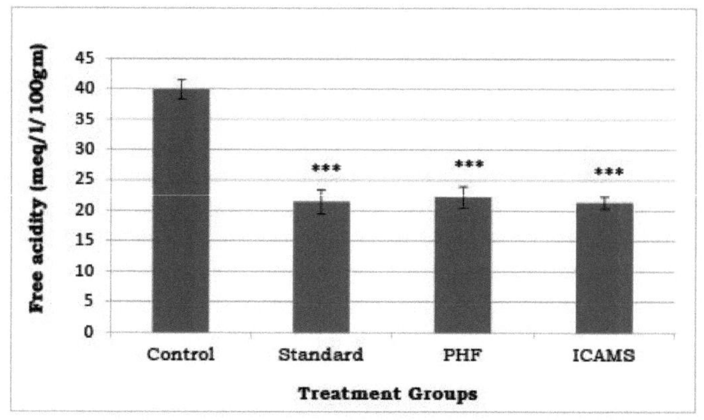

Figura 5.38 Comparação da acidez livre do PHF e do ICAMS

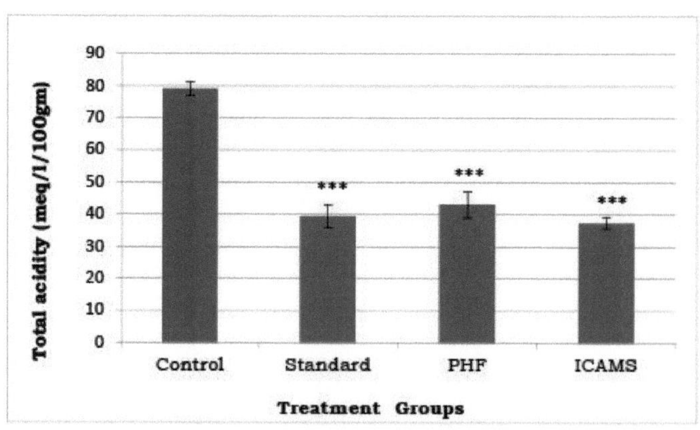

Figura 5.39 Comparação da acidez total do PHF e do ICAMS

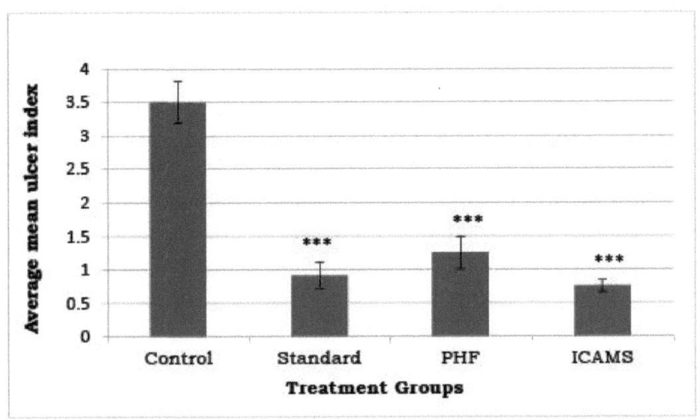

Figura 5.40 Comparação do índice médio de úlceras do PHF e do ICAMS

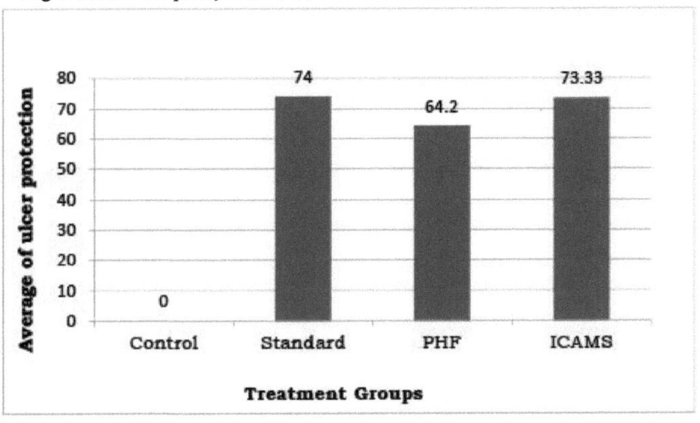

Figura 5.41 Comparação da média da % de proteção contra úlceras de PHF e ICAMS

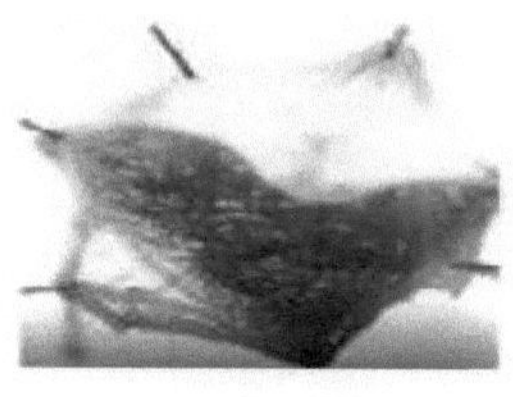

Control

Standard

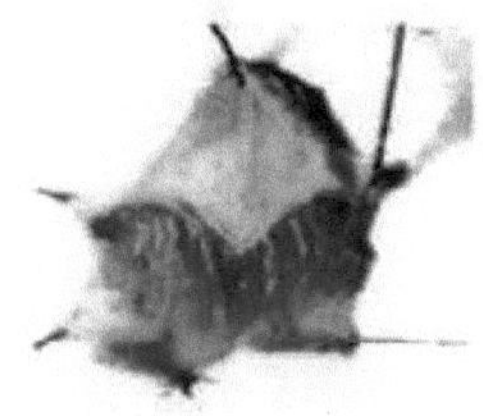

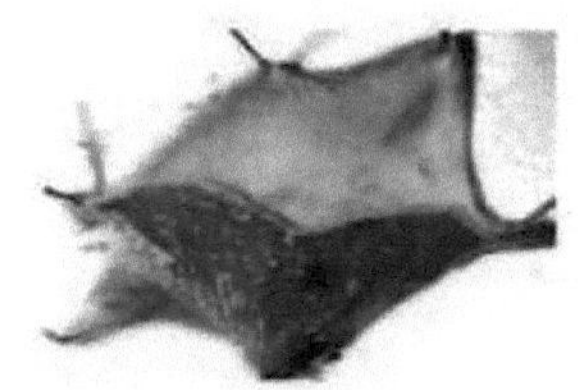

Polyherbal Formulation

Isolated Compound of _M. scandens_

(PHF)

(ICAMS)

Figura 5.42 Fotografias da atividade Antiulcer PHF e ICAMS

5.12 Avaliação da atividade trombolítica do PHF e do ICAMS

A Tabela 5.23 resumiu o resultado do efeito trombolítico da formulação de Polyherbal (PHF) e do composto isolado do extrato aquoso de _Mikania scandens_ (ICAMS). Uma adição de 100 µL de frasco de estreptoquinase mostrou (82,73 ± 1,866%). Por outro lado, o tampão fosfato salino (PBS) foi tratado como controlo negativo, que mostrou apenas (17,32 ± 0,980%) uma lise insignificante do coágulo. O ICAMS apresentou a atividade de lise do coágulo mais elevada (74,10 ± 1,152 %) em comparação com os outros (P<0,001) e o valor foi estatisticamente significativo em comparação com o do medicamento padrão. O PHF também produziu uma lise significativa (65,23 ± 1,469 %) do coágulo quando comparado com o grupo de controlo como tampão fosfato salino (Fig. 5.43) com a % de lise do coágulo de 17,32±0,980.

Tabela 5.23 Atividade trombolítica da formulação poli-herbácea (PHF) e dos compostos isolados do extrato aquoso de _M. scandens_ (ICAMS)

Sl No.	Grupos	% de lise do coágulo
1.	Controlo (PBS)	17.32 ± 0.980
2.	Padrão (frasco de estreptoquinase)	82.73 ±1.866***

| 3. | PHF | 65.23 ±1.469*** |
| 4. | ICAMS | 74.10 ±1.152*** |

Todos os valores são expressos em Média ± SEM., .*** = P<0,001,** = P<0,01, * = P<0,05, ns (Não significativo)= P>0,05

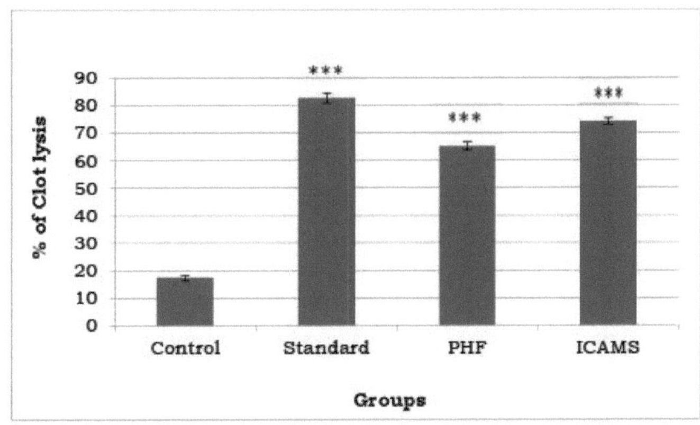

Figura 5.43 Comparação da atividade trombolítica do PHF e do ICAMS

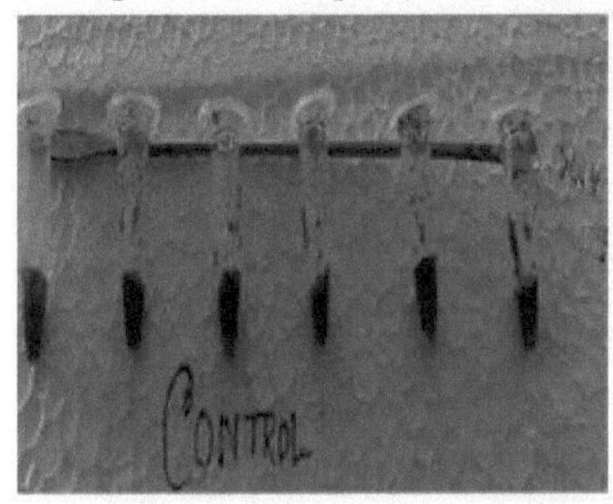

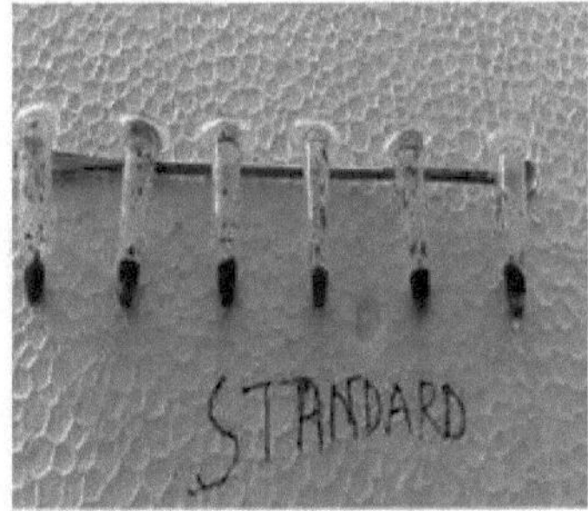

Norma de controlo

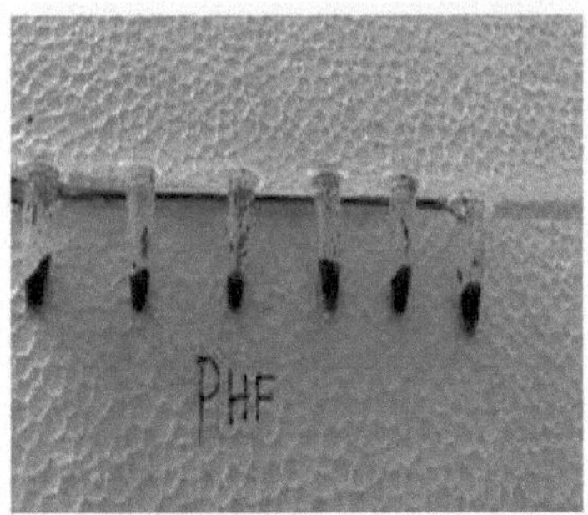

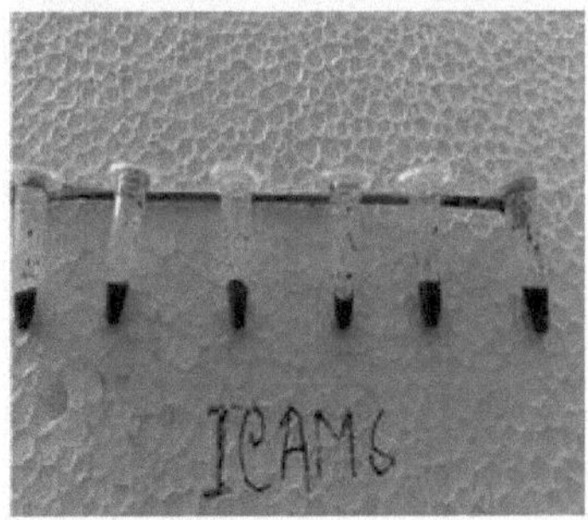

Formulação poli-herbácea Composto isolado de *M.scandens* Figura 5.44 Fotografias de tubos Eppendorf na atividade trombolítica de PHF e ICAMS

5.13 Avaliação da atividade antioxidante do PHF e do ICAMS

Quadro 5.24 Atividade de eliminação do radical DPPH da formulação à base de plantas

(PHF)

Cone. (µg/ml)	% de inibição da quercetina	% Inibição de PHF
50	46.23±1.22	24.48±1.20
100	55.21±2.41	35.29+2.37
150	63.34±3.13	44.61±1.24
200	72.10±1.25	53.24±2.27
250	80.57±2.22	63.43+2.43
IC50	55.44	63.45

Os valores são expressos como média ± SEM, (n=3)

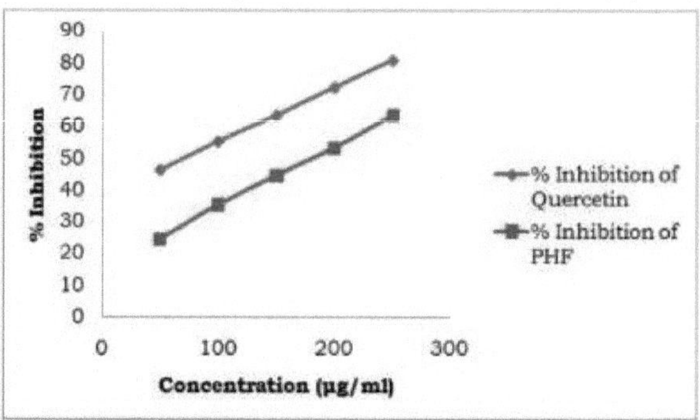

Figura 5.45 Atividade de eliminação do radical DPPH do Polyherbal Formulação (PHF) em comparação com a quercetina.

Tabela 5.25 Atividade de eliminação do radical DPPH do composto isolado de Extrato aquoso de *Mikania scandens* (ICAMS)

Cone. (µg/ml)	% de inibição da quercetina	% Inibição de ICAMS
50	44.13±1.22	28.13+2.43
100	53.23±2.51	36.23±1.46
150	62.24±2.23	45.32+2.22
200	72.40±1.24	54.24±1.22
250	78.43±2.23	65.52±1.53
IC50	55.44	62.25

Os valores são expressos como média ± SEM, (n=3)

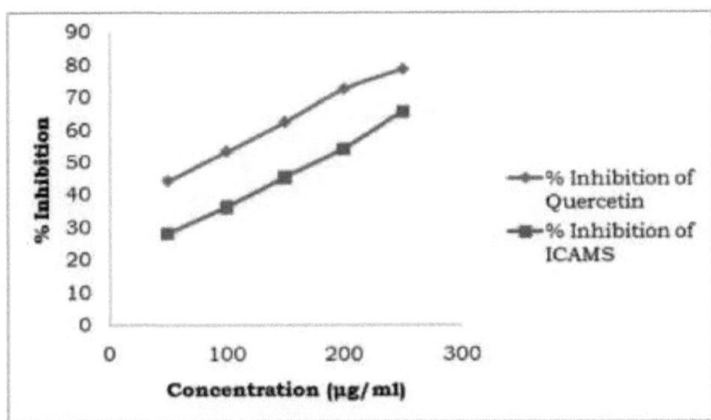

Figura 5.46 Atividade de eliminação do DPPH do composto isolado da solução aquosa

Extrato de *Mikania scandens* (ICAMS) em comparação com a quercetina

6 DISCUSSÃO

Desde os primórdios da civilização que os cuidados de saúde humanos têm dependido de produtos naturais devido à sua menor toxicidade e à ausência de efeitos secundários. Os nossos antecessores só podiam iniciar a sua busca de cura para os seus sofrimentos a partir da natureza. Assim, as pessoas adquiriram conhecimentos sobre plantas medicinais a partir dos seus arredores, por exemplo, Charaka e Sushruta [274]. Em todo o mundo, as partes de plantas sob a forma de extractos ou formulações à base de plantas têm sido a fonte de medicamentos naturais e de sistemas de medicina tradicional como Ayurveda, Siddha e Unani. Estes conhecimentos indígenas, através do método de tentativa e erro, continuam a fornecer à humanidade novos remédios [275], geração após geração. Os cientistas observaram que os conceitos tradicionais são quase corretos e fiáveis para a utilização de ervas no tratamento de diferentes doenças e, consequentemente, a utilização de produtos vegetais para tratar doenças potencialmente fatais está a aumentar em todo o mundo. Muitos laboratórios têm tentado descobrir as plantas que produzem medicamentos, a sua capacidade de arrastamento, disponibilidade e potenciais compostos bioactivos que podem ser utilizados como medicamentos naturais [276].

No presente trabalho de investigação, portanto, com base nos conhecimentos tradicionais dos habitantes locais de um distrito das planícies do leste da Índia, três ervas daninhas abundantes foram analisadas em busca de metabolitos secundários úteis com perspectivas de se tornarem medicamentos potentes. Utilizando um modelo animal experimental, este trabalho tentou descobrir as actividades antiulcerosa, trombolítica, antidiarreica, antioxidante e antimicrobiana dos principais fitoconstituintes secundários dos extractos etanólico e aquoso de *Mikania scandens, Croton bonplandianum* e *Eupatorium tríplinerve* do distrito de Purba Medinipur (21°62' N a 22°43' N, 87°50' E a 88°08' E), que é rico em ervas daninhas herbáceas, das planícies do estado de Bengala Ocidental do leste da Índia (Google Map).

Na fase inicial do trabalho de projeto, foram preparados vários extractos de partes aéreas de três ervas daninhas utilizando um procedimento de extração sucessivo e os extractos assim obtidos foram submetidos a um rastreio fitoquímico preliminar.

O metabolito secundário individual ou a combinação destes fitoconstituintes produz efeitos farmacológicos distintos contra mamíferos modelo induzidos experimentalmente. [277] O estudo fitoquímico preliminar mostra a presença de flavonóides, taninos, terpenóides, glicosídeos, saponinas e alcalóides nos extractos etanólico e aquoso. Uma vez que os extractos etanólicos e aquosos das plantas *M.scandens, C.bonplandianus, E.triplinerve* contêm compostos polifenólicos como flavonóides, taninos, alcalóides, glicosídeos, saponinas [96,121-122,141-142]. Pensa-se que os flavonóides aumentam o teor de prostaglandinas da mucosa, diminuem a secreção de histamina dos mastócitos através da inibição da histidina descarboxilase, inibem o crescimento *da Helicobacter pylori*, actuam como eliminadores de radicais livres e inibem a H+/K+ ATPase [278-279]. As saponinas podem ativar factores de proteção da membrana mucosa e os taninos tornam a camada mais externa da mucosa menos permeável, por exemplo, à irritação química [280]. Estes compostos polifenólicos são bem conhecidos pelas suas propriedades antiulcerosas, antidiarreicas, trombolíticas, antimicrobianas e antioxidantes. Por conseguinte, foram selecionados extractos etanólicos e aquosos para o presente estudo.

Utilizando o modelo de ratinhos albinos suíços, um estudo de toxicidade aguda revelou uma dose segura até 2000 mg kg^{-1} DW de *M. Scandens, Croton bonplandianum* e *Eupatorium triplinerve* . Por conseguinte, $1/20^{th}$ (100 mg/kg) e $1/10^{th}$ (200 mg/kg) foram selecionadas como doses mínima e máxima, respetivamente, para todas as experiências farmacológicas deste trabalho.

No estudo antiulceroso, preparação de úlcera induzida por ligadura pilórica/rato Shay

O modelo de ulceração gástrica no rato albino Wister é um método importante para a medição do índice médio de úlcera na ulcerogénese. Neste método de ulceração gástrica, o excesso de secreção de HCl das células parietais [25] e a autodigestão da mucosa pelo suco gástrico são induzidos pelo stress.

Após a ligadura pilórica, verificou-se uma elevação significativa do volume do suco gástrico, da acidez livre e total, do índice de úlcera e uma diminuição do pH (Fig. n.º 5.1-5.6). Após o tratamento com extractos etanólicos e aquosos de três plantas, os extractos aquosos e etanólicos de *Mikania scandens* 200 mg kg^{-1} DW reduziram significativamente (p<0,01) o índice de úlcera, o volume do suco gástrico, a acidez livre e total e aumentaram o pH gástrico de uma forma dependente da dose. Entre as três plantas, os extractos de *M.scandens* apresentaram as actividades mais potentes.

No modelo de ligadura pilórica, a elevação da secreção gástrica e a úlcera podem dever-se ao desequilíbrio entre os factores agressivos e a integridade da mucosa mantida pelos mecanismos de defesa endógenos [281]. Vários estudos também indicaram que a prostaglandina pode atuar como protetor da úlcera, bem como diminuir a secreção de ácido e pepsina. Este aumento da secreção de ácido e pepsina pode levar à auto-digestão da mucosa gástrica e à rutura da barreira mucosa. Além disso, a ligadura do piloro pode diminuir o teor de GSH na mucosa gástrica e aumentar a peroxidação lipídica da mucosa [282]. No presente estudo, a secreção ácida diminuiu e o pH gástrico aumentou, mas há relatos de que a pepsina actua apenas a um pH mais baixo. Uma vez que o pH estava elevado, a pepsina torna-se inativa e, assim, há uma redução na digestão da barreira mucosa. Há relatos de que a peroxidação lipídica está aumentada devido à ligadura do piloro e que a peroxidação lipídica se deve aos radicais livres.

De um modo geral, os nossos resultados indicaram que, entre as substâncias aquosas e etanólicas

extractos das três plantas *M.scandens, C. bonplandianus, E.triplinerve* o

O extrato aquoso de *M. Scandens* apresentou as actividades antiulcerosas mais potentes e ambos os tipos de extractos destas três plantas em estudo apresentaram uma atividade protetora da úlcera que pode ser devida a compostos polifenólicos como flavonóides e taninos.

No caso da atividade de proteção da úlcera, os extractos produzem uma redução significativa da úlcera de acordo com AEMS2>EEMS2>AECB2>AEMS1> AECB1> AEET2> EECB2> AEET1>EEMS1>EEET2>EECB1>EEET1.

No estudo trombolítico, este trabalho de investigação utilizando o método de lise do coágulo revelou o potencial trombolítico *in vitro* dos extractos etanólico e aquoso das plantas em estudo. As plaquetas actuam como uma função crucial na aterotrombose, aderindo à região rompida da superfície endotelial, o que inicia a formação e o crescimento da placa.

O fármaco trombolítico comercial ou um ativador do plasminogénio tecidular típico, a estreptoquinase ou a estreptase, induz a fibrinólise do trombo formado através da ativação preferencial do plasminogénio ligado à fibrina. Por outro lado, forma um complexo estequiométrico com o plasminogénio para alterar a plasmina [283], aumentando assim a lise do coágulo. Os cientistas referiram que os flavonóides afectam a trombose e as doenças cardiovasculares, como os acidentes vasculares cerebrais, os ataques cardíacos e os distúrbios embólicos, interferindo na ativação das plaquetas, que é um potencial fator de risco para as doenças cardiovasculares [284].

A enzima plasminogénio é normalmente activada por agentes trombolíticos e também remove a fibrina no sangue. Como resultado, o coágulo torna-se solúvel e o fluxo sanguíneo é restaurado. Aqui, os extractos aquosos e etanólicos de *M. Scandens* (AEMS, EEMS) mostraram uma atividade trombolítica moderada. Diversos estudos expressaram que as plantas selecionadas *M. scandens, C. bonplandianum, E. triplinerve* possuem flavonóides, taninos, alcalóides e saponinas que podem ser utilizados para a sua atividade de lise do coágulo [278, 285].

Os extractos etanólico e aquoso destas plantas foram testados quanto à sua atividade antioxidante utilizando o método de ensaio do radical DPPH e foram comparados com a quercetina padrão. A atividade antioxidante foi avaliada com base na capacidade dos extractos de plantas para capturar o radical DPPH. Verificou-se que a atividade de eliminação de radicais livres aumentava com o aumento da concentração dos extractos de plantas selecionados. Observou-se que todos os extractos testados têm atividade de eliminação na concentração entre 50 a 250 µg/ml. Foram encontrados polifenóis em todos os extractos de partes aéreas de *M. scandens, E. Triplinerve* e *C. bonplandianum*. Estes polifenóis são importantes antioxidantes dietéticos porque têm estruturas químicas ideais para actividades de eliminação de radicais livres e demonstraram ser antioxidantes mais eficazes *in vitro* do que as vitaminas E e C numa base molar [286]. As nossas descobertas sugerem que o extrato aquoso aéreo de *M. scandens* é rico em conteúdos fenólicos e flavonóides que podem ser o principal contribuinte para eliminar os radicais livres nas vias de oxidação.

O modelo experimental, diarreia induzida por óleo de rícino em ratos albinos, é seguido para os extractos etanólicos e aquosos de três plantas para a deteção da atividade antidiarreica. No presente estudo, a administração de óleo de rícino (0,5 ml) aumentou o número total de fezes, o número de fezes húmidas e o peso total das fezes húmidas, tendo-se verificado uma diminuição do tempo decorrido entre a administração do agente catártico e a excreção das primeiras fezes diarreicas. Isto foi invertido pelo pré-tratamento com partes aéreas de extractos etanólicos e aquosos de *E.triplinerve* e *M.scandens* 100 mg kg^{-1} significativamente de uma forma dependente da dose.

De um modo geral, o óleo de rícino tem sido amplamente utilizado para a indução de diarreia porque liberta ácido ricinoleico [287], um metabolito que produz diarreia e que é libertado pela ação de lipases na parte superior do intestino delgado [288].

Por conseguinte, a atividade antidiarreica destas plantas pode dever-se a actividades que se opõem às acções do óleo de rícino na indução de diarreia ou a processos fisiopatológicos que conduzem à diarreia. Foi demonstrado que o extrato diminui a acumulação de fluido intestinal. Isto sugere que estes extractos de plantas podem diminuir a secreção de água e electrólitos para o lúmen intestinal, ao mesmo tempo que promovem a sua absorção, o que, por sua vez, pode diminuir a sobrecarga e a distensão intestinal, levando a uma diminuição da motilidade intestinal (dando um tempo mais longo para a absorção) e do conteúdo de água das gotas fecais e, por conseguinte, a uma redução global do número total de instâncias de defecação e gotas diarreicas nos grupos tratados. Isto é consistente com o mecanismo de ação da loperamida para o seu efeito antidiarreico, tal como apresentado na literatura [289290]. Os relatos na literatura mostraram que os taninos têm um efeito antiespasmódico e relaxante muscular, os flavonóides inibem a secreção intestinal induzida pela prostaglandina E2, as saponinas inibem a libertação de histamina, os terpenóides inibem a libertação de prostaglandinas e os fenóis reduzem a secreção e o trânsito intestinal e têm uma ação adstringente. Todas estas acções levam à inibição da diarreia através da diminuição da secreção e da motilidade intestinais [291]. O extrato etanólico da parte aérea de *E.triplinerve* e *C. bonplandianum* contém polifenóis, taninos, flavonóides, saponinas, terpenóides, glicosídeos, tal como afirmado por testes de rastreio fitoquímicos preliminares, e a maioria destes metabolitos secundários foi relatada como tendo uma atividade antidiarreica. Por conseguinte, a atividade antidiarreica do extrato destas plantas pode ser produzida por estes metabolitos secundários. Além disso, o extrato da planta foi considerado seguro, uma vez que não foi observado qualquer sinal de toxicidade no teste de toxicidade oral aguda. Isto indica que a planta é tolerável e segura mesmo em doses mais elevadas do que as utilizadas nos modelos antidiarreicos deste estudo. Este facto valida a segurança da planta na sua utilização também nos contextos tradicionais. Globalmente, os nossos resultados revelaram que os extractos etanólicos e aquosos das três plantas selecionadas do presente estudo possuem agentes antidiarreicos.

No estudo antimicrobiano, os extractos etanólicos e aquosos das três plantas experimentais *M. scandens, C.bonplandianus, E.triplinerve,* em estudo, foram testados para o rastreio da atividade antimicrobiana utilizando o teste de suscetibilidade antimicrobiana, a determinação da zona de inibição pelo método do ensaio de difusão em ágar, a determinação da concentração inibitória mínima (CIM) e da concentração bacteriana mínima (CBM) contra seis microrganismos patogénicos, *nomeadamente Bacillus subtilis* e *Staphylococcus aureus* gram-positivos, *Escherichia coli* e *Salmonella typhi* gram-negativos e os agentes patogénicos fúngicos *Candida albicans* e *Aspergillus niger*.

O extrato etanólico de *C. bonplandianus* 100 mg/ml exerceu uma atividade inibidora máxima contra ambas as estirpes bacterianas gram negativas *E.coli, A.typhi* e também contra ambas as espécies fúngicas *C.albicans* e *A.niger* em comparação com as outras. No presente estudo, o valor MIC dos extractos de plantas activos obtidos neste estudo foi inferior aos valores MBC. (Tabela 5.18) sugerindo que o extrato de etanol de *C.bonplandianus* era bactericida do que as outras duas plantas.

Todos os extractos etanólicos e aquosos de *M. scandens, C. bonplandianum e E. triplinerve* apresentaram uma atividade inibitória dependente da dose contra todas as estirpes microbianas patogénicas testadas. Comparativamente, os extractos alcoólicos de todas as plantas apresentaram uma maior atividade antimicrobiana devido à natureza da atividade biológica dos fitoconstituintes, que pode ser reforçada na presença de etanol. Isto deve-se à elevada polaridade dos solventes alcoólicos que, naturalmente, têm a capacidade de extrair grandes quantidades de fitoquímicos. A atividade antimicrobiana pode dever-se à presença de um único composto bioativo ou à ação combinada de muitos compostos, *nomeadamente* polifenóis como os flavonóides e os taninos [292] contidos no extrato. A maior atividade antimicrobiana do extrato etanólico de *C.bonplandianum* pode ser atribuída à presença de ingredientes activos de flavonóides como a rutina [293]. A maior atividade antimicrobiana dos flavonóides deve-se à sua capacidade de se complexar com proteínas extracelulares e solúveis e de se complexar com a síntese da parede celular bacteriana, enquanto a dos taninos pode estar relacionada com a sua capacidade de inativar a adesão microbiana, as enzimas e as proteínas do invólucro celular. A atividade bacteriostática e bactericida pode ser atribuída à presença de compostos polifenólicos [278].

Os resultados completos revelaram que ambos os extractos das três plantas eram potentes antimicrobianos dependentes da dose contra todos os microrganismos estudados. Entre as três plantas, os extractos etanólicos de *C. bonplandianum* e *E.triplinerve* apresentaram um elevado grau de inibição, respetivamente.

O isolamento e a purificação do extrato aquoso de *Mikania scandens* foram realizados utilizando o método de cromatografia em coluna. A estrutura de uma flavona foi identificada com base numa análise extensiva de dados espectroscópicos e por comparação dos seus dados espectrais com os relatados na literatura [272-273]. O espetro de IV indicou a presença de hidroxilo ($3404,73$ cm^{-1}) e função carbonilo ($1562,21$ cm^{-1}). A ocorrência de um esqueleto de flavona na molécula pode ser facilmente deduzida a partir dos espectros [1] H-NMR e [13] C NMR. Os dados do sinal de RMN de [13] C indicam a presença de 5 grupos hidroxilo nas posições C-3, C-8, C-10, C-13 e C-14. O sinal de [13] C-NMR de diferentes localizações de carbono para grupos funcionais foi confirmado pelos sinais de [1] H-NMR. Os dados de massa que mostraram m/z = 303,15 (M+H) indicam a estrutura empírica $C_{15}H_{11}O_7^+$. O composto é caracterizado como 3, 3', 4', 5, 7-penta-hidroxi flavona. Os dados de RMN e MS-ESI de uma fração isolada confirmaram a presença de uma 3,3',4',5,7-penta-hidroxi flavona.

No estudo da formulação poli-herbácea, esta foi preparada utilizando o extrato aquoso de plantas selecionadas (*Mikania scandens, Croton bonplandianum, Eupatorium triplinerve*) na proporção de 1:1:1.

A formulação poli-herbácea (PHF) e o composto isolado do extrato aquoso de *Mikania scandens* (ICAMS) foram avaliados na úlcera gástrica induzida por ligadura do piloro em ratos. Os resultados deste estudo mostraram que o ICAMS possuía uma atividade antiulcerosa mais potente.

O PHF foi eficaz na alteração dos factores antioxidantes como o grupo sulfidrilo total do tecido e a atividade da catalase, sugerindo que a cura das úlceras ou a prevenção do desenvolvimento das úlceras gástricas se deve à sua ação antioxidante e mostrou a ação citoprotectora gástrica [294]. Como o composto isolado é um flavonoide que produz atividade antioxidante [295], pode ser responsável pela atividade protetora das úlceras.

Com uma atividade antiulcerosa semelhante, o PHF e o ICAMS produzem uma atividade trombolítica e antioxidante significativa. Entre estes dois, o ICAMS produz uma atividade mais potente comparativamente.

7 RESUMO E CONCLUSÃO

Na presente investigação, os extractos aéreos de plantas não cultivadas selecionadas, nomeadamente *Mikania scandens*, Croton bonplandianum e *Eupatorium triplinerve*, foram estudados para investigações fitoquímicas primárias e verificou-se que possuíam flavonóides, taninos, alcalóides, esteróides, glicosídeos, saponinas e proteínas, enquanto *M.scandens* e *C.bonplandians* possuíam glicosídeos e *E.triplinerve possuía* esteróides.

❖ As partes aéreas dos extractos etanólico e aquoso das plantas selecionadas foram submetidas a várias investigações. A nossa investigação justificou a afirmação dos praticantes nativos de que as partes aéreas dos extractos das plantas selecionadas possuem actividades farmacológicas.

❖ A toxicidade aguda do extrato da planta selecionada foi avaliada em ratos albinos suíços. Foi revelado que não houve mortalidade em nenhum dos extractos até 2000 mg/kg . Por conseguinte, foram selecionadas 100 mg/kg de dose baixa e 200 mg/kg de dose alta em todas as experiências farmacológicas.

❖ No modelo de úlcera induzida por ligadura do piloro, as três plantas selecionadas mostraram uma atividade gastroprotectora significativa de uma forma dependente da dose. Também reduziram o volume gástrico, a acidez total, a acidez livre do suco gástrico e aumentaram o pH do suco gástrico, pelo que se pode concluir que as partes aéreas das três plantas podem ser utilizadas pelas suas actividades anti-secretoras e protectoras da úlcera.

❖ Entre estas três plantas, as partes aéreas dos extractos aquosos de *M. scandens* produziram a atividade anti-úlcera mais potente. Todas as três plantas possuíam atividade trombolítica, tendo os extractos aquoso e etanólico de *Mikania scandens* apresentado a maior percentagem de lise do coágulo.

❖ Os resultados sugerem que os extractos das três plantas selecionadas possuem propriedades antioxidantes. Esta propriedade antioxidante dos extractos aquoso e etanólico pode dever-se à presença de compostos polifenólicos, flavonóides e taninos.

❖ No modelo de diarreia induzida por óleo de rícino, todas as três plantas selecionadas mostraram uma atividade antidiarreica significativa de uma forma dependente da dose. Os seus extractos atrasaram o tempo de início da diarreia e reduziram o número total de fezes, o número de fezes húmidas e o peso das fezes húmidas. *A* partir dos dados, podemos sugerir que, entre as três plantas, *Croton bonplandianum* mostrou a atividade antidiarreica mais promissora.

❖ Os resultados da atividade antimicrobiana mostraram que os extractos alcoólicos de todas as plantas exibiram uma atividade antimicrobiana mais elevada, o que pode dever-se à presença de componentes biológicos activos que podem ser melhorados na presença de extrato etanólico do que de extrato aquoso.

❖ Entre as três plantas, as partes aéreas de *C. bonplandianum* do extrato etanólico exibiram uma zona máxima de inibição contra bactérias gram positivas e gram negativas e também contra as espécies de fungos.

❖ Assim, podemos concluir que o extrato etanólico de *Croton bonplandianum* pode servir como um agente antimicrobiano eficaz.

❖ Os exames químicos do extrato aquoso das partes aéreas de *M. scandens* (SJ-01) produziram um composto 3,3',4',5,7 - pentahydroxy flavone em cromatografia de coluna e purificação. O composto isolado foi caracterizado por dados espectrais e testes químicos. (ICAMS)

❖ A preparação poli-herbácea foi formulada e avaliada. Todos os parâmetros estão dentro dos limites.

❖ A atividade antiulcerosa foi realizada utilizando a formulação poli-herbácea (PHF) e o composto isolado do extrato aquoso de *Mikania scandens* (ICAMS). Neste estudo, o composto isolado do extrato aquoso de *Mikania scandens* (ICAMS) produziu as actividades anti-úlcera mais potentes.

❖ A atividade trombolítica foi também realizada utilizando a formulação poli-herbácea (PHF) e o composto isolado do extrato aquoso de *Mikania scandens* (ICAMS). Neste estudo, os resultados mostraram que o composto isolado do extrato aquoso de *Mikania scandens* (ICAMS) apresentou o potencial trombolítico mais promissor. Assim, o composto isolado do extrato aquoso de *M.scandens* (ICAMS) pode ser uma fonte de um medicamento à base de plantas eficaz para a terapia trombolítica.

❖ O PHF e o ICAMS foram avaliados quanto à sua atividade antioxidante utilizando o método de ensaio de eliminação do radical DPPH. No estudo, as ICAMS revelaram as propriedades antioxidantes mais potentes.

Concluímos que os extractos aquosos e etanólicos de *Mikania scandens, C. bonplandianum* e *E. triplinerve* possuem actividades gastroprotectoras, trombolíticas, antioxidantes, antidiarreicas e antimicrobianas que se devem aos seus flavonóides, alcalóides, glicosídeos e taninos para os estudos correlativos específicos dos quais são necessários mais trabalhos.

A formulação poli-herbácea era castanha escura, os testes de clareza indicaram que os extractos estavam completamente dissolvidos em água purificada com um pH indicado de 6,8. A formulação foi testada e observou-se que o teor de fármaco era de 98,06%. Os resultados do estudo anti-úlcera do PHF mostraram que a formulação poli-herbácea (PHF) possuía uma atividade anti-úlcera menos significativa em comparação com o ICAMS em modelos experimentais de úlceras gástricas em ratos com ligadura do piloro.

O ICAMS também apresentou um potencial trombolítico e antioxidante mais promissor quando comparado com o PHF.

Estudos adicionais sobre os compostos isolados estabeleceriam provavelmente o mecanismo exato pelo qual as plantas selecionadas exercem os seus efeitos antiulcerosos, trombolíticos e antioxidantes. Os resultados do presente estudo também indicam que as plantas exactas em estudo podem ser utilizadas como fonte de antiulcerosos, trombolíticos e antioxidantes naturais facilmente disponíveis e com uma boa relação custo-eficácia.

REFERÊNCIAS

1. Firenzuoli F, Gori L, "Herbal medicine today: clinical and research issues," Evid Based Complement Alternat Med, 2007 ;4 (1):37-40.
2. M. Lahlou, "Screening of Natural Products for Drug Discovery," *Expert Opinion on Drug Discovery*, 2007; 2 (5): 697-705.
3. B. Patwardhan, A. D. B. Vaidya e M. Chorghade, "Ayurveda and Natural Products Drug Discovery," Current Science, 2004; 86 (6): 789799.
4. Kamboj V.P, " Herbal medicine," Current Science, 2000; 78: 35-37.
5. Gupta LM e Raina R, "Side effects of some medicinal plants," Current Science, 1998; 75: 897-900.
6. Muhammad Shahzad Aslam, Muhammad Syarhabil Ahmad, "Importância mundial das plantas medicinais: Perspetiva atual e histórica", Avanços recentes em biologia e medicina, 2016; 2 :88-93.
7. https://shodhganga.inflibnet.ac.in/bitstream/10603/   185496/11/11.introduction.pdf
8. Patrick Addo-Fordjour, Alexander Kofi Anning, Ebenezer Jeremiah Durosimi Belford e Dorcas Akonnor, "Diversidade e conservação de plantas medicinais na comunidade de Bomaa da região de Brong Ahafo, Gana," Journal of Medicinal Plants Research, 2008; 2(9), 226-233.
9. Ashish Kumar e Jnanesha A C, "Medicinal and Aromatic Plants Biodiversity in India and their Future Prospects: A Review", Ind. J. Unani Med, 2016 ; 9 (1) : 10-17.
10. https://shodhganga.inflibnet.ac.in/bitstream/10603/59131/8/08   chapter%201.pdf
11. Turner N, "Ethnobotany today in northwestern North America", In:
Schultes RE, Von Reis S, editores. Ethnobotany: Evolution of a discipline", Portland, OR: Dioscorides Press, 1995 : 264-283. [Google Scholar].
12. Ammar Altemimi , Naoufal Lakhssassi , Azam Baharlouei , Dennis G. Watson e David A , "Lightfoot. Phytochemicals: Extração, isolamento e identificação de compostos bioactivos de extractos de plantas", Plants, 2017; 6: 42.
13. Great Basin Wildflowers, Laird R. Blackwell, 2006; 275.
14. Jeffrey. C, "Compositae: Introduction with key to tribes in Families and Genera of Vascular Plants", Flowering Plants, Eudicots, Asterales (J. W. Kadereit e C. Jeffrey, eds.). Springer-Verlag, Berlim, 2007; 61-87.
15. King RM, Robinson H, "The genera of the Eupatorieae (Asteraceae).Monographs in Systemic Botany," Missouri Botanical Garden: St. Louis, MO , 1987; 419.
16. Autoridade do vale do Tennessee. Acedido em 2006, 22 de setembro.

http: / /www.tva.gov/river/landandshore/stabilization/plants/climbing hempvine.htm.

17. Fernald M.L, Gray's Manual of Botany. 8th edition. D.Van Nostrand Company, Nova Iorque, 1970.

18. Gleason H.A, "The New Britton and Brown Illustrated Flora of the Northeastern United States and adjacent Canada", Hafner Publishing Co, Inc, New York,1968;3.

19. Mahabub Nawaz A.H, Hossain M, Karim M., Khan M, Jahan R, Rahmatullah M, "An ethnobotanical survey of Jessore district in Khulna division, Bangladesh," Am. Euras. J. Sustain. Agricul, 2009; 3 : 238-43.

20. Dutta S, Dey P, Chaudhuri TK, "Quantificação e correlação dos fitoquímicos bioactivos das folhas de *croton bonplandianum* da região sub-himalaiana de Bengala Ocidental," Jornal asiático de produtos farmacêuticos e investigação clínica, 2013; 6 (3).

21. Debjit B, Chiranjib C, Tripathi KD, Pankaj KP, Sampath Kumar, "Recent trends of treatment and medication peptic ulcerative disorder" International Journal of Pharm Tech Research, 2010 ; 2 (1) : 970-980.

22. Kumar A, Dewan B, Rama T, "Avaliação das propriedades antiulcerogénicas da raiz de *Flemingia strobilifera*," J Basic Clin Pharm, 2011; 2 (1) : 33-39.

23. Sen S, Chakraborty R, De B, Mazumder J, "Plantas e fitoquímicos para a úlcera péptica: An overview," Pharmacogn Rev, 2009 ; 3 : 270.

24. Freitas CS, Baggio CH, Finau J, Anginoni M, Pizzolatti MG, Santos ARS, Marquez MCA, "Inibição da H+/K+ ATPase no efeito gastroprotector da *Baccharis illinita* DC," J Pharm Pharmacol, 2008; 60:1105-10.

25. Baron J, Calam J, "ABC of the Upper Gastrointestinal Tract, Pathophysiology of Duodenal and Gastric Ulcer and Gastric Cancer," B M J, 2001; 323: 980-982.

26. Grossman M. Am J Pharm Toxicol, "Chicago: Year Book Medical Publishers Peptic ulcer," A guide for the practicing physician, 2009; 79(4): (89-93).

27. Metz DC, "Diagnosis of the Zollinger-Ellison syndrome, "*Clinical Gastroenterology and Hepatology,* 2012;10 (2):126-130.

28. Gerard J Tortora ,Bryan H Derrickson, "Principles of Anatomy and Physiology" *John Wiley & Sons Inc*, New York, United States 2014 : 942.

29. Goel R.K, Sairam K, "Antiulcer drugs from indigenous sources with emphasis on *Musa sapientum, Tamrabhasna, Asparagus racemosus* and *Zingiber officnale,"* Ind. J.Pharmacol, 2002; 34 :100-110.

30. Gogte VM, Farmacologia Ayurvédica. Utilização terapêutica de

medicamentos
Plants, Bhartiya Vidyabhaban, Mumbai: 2000; 413-414.
31. Qin J, Liang H, Shi D, Dai J, Xu Z, Chen D, "A panel of micro RNAs as a new biomarkers for the detection of deep vein thrombosis," J Thromb Thrombolysis, 2015 ; 39 : 215-21.
32. Hirsh J, Guyatt G, Albers GW, Harrington R, Schunemann HJ, "Antithrombotic and Thrombolytic therapy," American college of chest Physicians Evidence based clinical practice Guidelines Chest, 2008; 133 (6) : 110S-112S.
33. K.D Tripathy, "Essentials of medical Pharmacology: drugs effecting coagulation, bleeding and thrombosis", Jaypee Brothers medical Publishers (P) Ltd., Nova Deli, 2008; 593-611.
34. Md. Hassan Kawsar, Md. Al Amin Sikder, Md. Sohel Rana, Ishrat Nimmi e Mohammad A. Rashid, "Estudos das propriedades trombolíticas, antioxidantes e citotóxicas de duas plantas asteráceas do Bangladesh," Bangladesh Pharmaceutical Journal, 2011; 14 (2).
35. Katzung BG: "Basic and Clinical Pharmacology", McGraw-Hill, Nova Iorque, EUA, Ed. 10ª, 2007.
36. S. Prasad, R.S. Kashyap, J. Y. Deopujari, H. J. Purohit, G. M. Taori, e H. F. Daginawala, "Effect of *Fagonia arabica* (Dhamasa) on *in vitro* thrombolysis," BMC Complementary and Alternative Medicine,2007; 7: 36.
37. H.S. Demrow, P.R. Slane, e J.D. Folts, "Administration of wine and grape juice inhibits in vivo platelet activity and thrombosis in stenosed canine coronary arteries," Circulation,1995; 91:1182-1188.
38. W.H. Briggs, J.D. Folts, e H.E. Osman, "Administration of raw onion inhibits platelet-mediated thrombosis in dogs," J. Nutr, 2001;131: 2619-2622 .
39. Sherwani SK, Bashir A, Haider SS, Shah HA, Kazmi SU "Potencial trombolítico de extractos brutos aquosos e metanólicos de *Camellia Sinensis* (chá verde): estudo *in vitro*," J. Pharmacog Phyto, 2013 ; 2 :125-129.
40. Das A, Dewar R, Masudur S, Ali R, Debnath PC, Billah M, "Investigação do potencial trombolítico in vitro de um extrato etanólico de frutos de *Momordic charantia*: uma planta medicinal antidiabética," Der Pharm Sin, 2013; 4: 104-108.
41. Karimi E, Jaafar HZE, Ahmad S, "Perfil de fenólicos e flavonóides e atividade antioxidante de três variedades da erva medicinal indígena da Malásia *Labisia pumiila* Benth," J Med Plant Res, 2011; 5 : 1200-6.
42. Ostrowska J, Stankiewicz A, Skrzydlewska E, "Antioxidative properties of green tea," Bromatol Toxicol Chem, 2001 ; 2 :131.

43. Halliwell B, "How to characterize an antioxidant: an update," Biochem. Soc. Symp, 1995; 61: 73-101.

44. Kim DO, Jeong SW, Lee CY, "Antioxidant capacity of phenolic phytochemicals from various cultivars of plums," Food Chem, 2003 ; 81 : 321-6.

45. Organização Mundial de Saúde (2013).Diarrhoeal Diseases. (Ficha informativa N^0 330).

46. Teke GN, Kuiate JR, Ngouateu OB, Gatsing D, "Actividades antidiarreicas e antimicrobianas dos extractos de *Emilia coccinea* (Sims) G. Don," J Ethnopharmacol, 2007;112 : 278-83.

47. Havagiray R, Ramesh C, Sadhna K, "Estudo da atividade antidiarreica de Calotropis gigantean r.b.r em animais experimentais," J Pharm Sci , 2004 ; 7:70-5.

48. Toyin YM, Khadijat OF, Saoban SS, Olakunle AT, Abraham BF, Luqman QA, "Atividade antidiarreica do extrato aquoso de folhas de *Ceratotheca sesamoides* em ratos," Bangladesh J Pharmacol , 2012 ; 7: 14-20.

49. Brijesh S, Tetali P, Birdi TJ, "Estudo do efeito de medicamentos antidiarreicos
plants on enteropathogenic *Escherichia coli* induced interleukin-8 secretion by intestinal epithelial cells," Altern Med Stud, 2011; (1) 16 : 64-9.

50. Krause R, Schwab E, Bachhiesl D, Daxbock F, Wenisch C, Krejs GJ, "Role of *Candida* in antibiotic - associated diarrhoea," J Infect Dis, 2001; 184:1065-1069.

51. Robert Horn, Alex Perry e Simon Robinson, "A simple solution", Time , 2006; 42-47.

52. Organização Mundial de Saúde. Diretrizes de investigação para avaliar a segurança e a eficácia dos medicamentos à base de plantas. Manila: Organização Mundial de Saúde ;1993.[em linha] Disponível em :http://apps.who.int/medicinedocs/fr/d/jh2946e/ [Acedido em 5 de janeiro de 2015].

53. Khalid Basir Dar, AAshiq Hussain Bhat, Shajrul Amin, Suhail Anee, Akbat Masood, Mohammed Iqbal Zargar, Showkat Ahmad Ganie, "Eficácia dos extractos aquosos e metanólicos de *Rheum Spiciformis* contra estirpes bacterianas e fúngicas patogénicas," Journal of Clinical and Diagnostic Research, 2016;10(9) : BC18-BC 22.

54. OMS : Mortes por causa, sexo e estrato de mortalidade nas regiões da OMS, estimativas para 2001. Relatório sobre a saúde mundial, Organização Mundial de Saúde. 2002a; Genebra.

55. Cohen M.L, "Epidemiology of drug resistance: implications for a post

antimicrobial era", Science 257,1992: 1050-1055.

56. Cowan MM. "Plant products as antimicrobial agents," Clin Microbiol Rev, 1999; 12 (4) : 564-582.

57. Dahanukar SA, Kulkarni RA, Rege NN, "Pharmacology of Medicinal Plants and Natural Products," Indian J Pharmacol, 2000; 32: S81-S118.

58. Mukherjee PK, Wahile A, "Integrated approaches towards drug development from Ayurveda and other Indian system of medicines," J Ethnopharmacol, 2006 ;103 (1):25-35.

59. C.P. Khare. Indian Medicinal Plants. An illustrated Dictionary. Springer Reference, 2007; 414-415.

60. Rastogi P. R, e Meharotra B. N, (1990). In Compendium of Indian Medicinal Plants. Vol. I, 339; a) (1993) III: 194. PID, CSIR, Nova Deli, Índia.

61. A.K. Gupta, Neeraz tandon, Modhu Sharma, "Quality standard of Indian Medicinal Plants," Volume II. ;190-201.

62. L.D Kapoor, "Handbook of Ayurvedic Medicinal Plants," Herbal Reference Library, 2000:181.

63. K.R. Kirtikar, B.D Basu, "Indian Medicinal Plants," 1933; Volume-II: 1331-1333.

64. C.P. Khare, "Indian Medicinal Plants. An illustrated Dictionary", Springer Reference, 2007; 250.

65. Shibabrata Pattanayak, Mihir Kumar Dutta , Pratip Kumar Debnath, Susanta Kumar Bandyopadhyay , Bappaditya Saha e Debabrata Maity, "Um estudo sobre a utilização etno-medicinal de algumas plantas comuns para a cicatrização de feridas e actividades conexas em três distritos do sul de Bengala Ocidental, Índia," Exploratory Animal and Medical Research, 2012 ; 2 (2) : 97110.

66. Shibabrata Pattanayak , Partha Das, Tapan Kumar Mandal, Pratip Kumar Debnath e Susanta Kumar Bandyopadhyay, "A Study on
Eficácia antimicrobiana e cicatrizante comparativa dos extractos de solventes e do extrato de folhas suculentas de *Mikania scandens* (L) willd," American Journal of Phytomedicine and Clinical Therapeutics, 2015 ; 3 (4) : 346-362.

67. Debabrata Das e Manika Das, "Vegetation Ecology of Coastal belt of Khejuri area of Purba Medinipur District with special reference to Hijli coast, West Bengal, India ," IOSR Journal Of Pharmacy, 2014 ; 4 (1) : 56-77.

68. Shyam Sundar Manna, Satyendra Prasad Mishra, "Inquérito etnomedicinal de plantas utilizadas por tribais na floresta de Lalgarh, W.B., Índia," The Journal of Phytopharmacology, 2018 ; 7 (2) : 199-202.

69. Dulal Chandra Das, Maniklal Pati, Ghanashyam Mohato e Monalisa Das. "Estudo da diversidade eco-florística de Haripur (distrito de Purba Medinipur), Bengala Ocidental: um local proposto para uma central nuclear," International

Journal of Bioassays, 2015; 4 (08): 4189-4198.

70. Das Debabrata, Ghosh Pampa, "Algumas plantas medicinais importantes amplamente utilizadas no sul de Bengala Ocidental, Índia", International Journal of Engineering Science Invention, 2017; 6 (6): 28-50.

71. Shibabrata Pattanayak , Tapan Kumar Mandal & Susanta Kumar Bandyopadhyay, "Estudo etno-ginecológico sobre as plantas medicinais tradicionalmente utilizadas nos distritos do sul de Bengala Ocidental, Índia," Indian Journal of Traditional Knowledge, 2016 ; 15 (3) : 482-486.

72. Perfil das plantas do USDA, http://plants.usda.gov/java/profile?symbol=MISC [2006, setembro].

73. USDA Germplasm Resources Information Network, http://www.ars-grin.gov/cgi-bin/npgs/html/taxon.pl?104438 [2006, 22 de setembro].

74. *Mikania scandens* Germplasm Resources Information Network (GRIN), "Agricultural Research Service (ARS),United States Department of Agriculture (USDA) Retrieved, 2018.

75. Moon, M, M.R. Rattray e F.E. Putz, "Acclimatization to Flooding of the herbaceous Vine, *Mikania scandens*," Functional Ecology,1993; 7(5): 610-

76. Pacific Island Ecosystems at Risk: Mikania scandens. Acedido em 2006, 22 de setembro.

77. Judd, W.S , "Plant Systematics: A Phylogenetic Approach", Sunderland, Massachusetts: Sinauer Associates, Inc.

78. Darwin, Charles, The movements and habits of Climbing plants (Os movimentos e hábitos das plantas trepadeiras). New York: D. Appleton and Company, 1876.

79. Refúgio Nacional de Vida Selvagem do Grande Pântano: Conservando a Natureza da América. Sítio Web do Serviço de Pesca e Vida Selvagem dos EUA. http: //www.fws.gov/ northeast/ great swamp/ index.html.[18 de outubro de 2006].

80. Gleason H.A, "The New Britton and Brown Illustrated Flora of the Northeastern United States and Adjacent Canada", Hafner Publishing Co., Inc, York, 1968 ; 3.

81. "The Wealth of India-A Dictionary of Indian Raw Material and Industrial Products, (Raw Materials)," CSIR, Nova Deli, 1996; 6: 376.

82. Holmes W, "A revision of *Mikania scandens* and relatives (Compositae). Tese de doutoramento," Mississippi State, MS, USA : Mississippi State University,1975.

83. Judd W.S, "Plant Systematics : A Phylogenetic Approach," Sunderland, Massachusetts: Sinauer Associates, Inc. 1999.

84. Nawaz Ahmm, Hosain M, Karim M, Khan M, Jahan R e Rahmatullah M,

"An Ethnobotanical survey of Jessore District in Khulna Division, Bangladesh. 68," *Am-Eurasian J. Sust Agric,* 2009 ; 3 (2) : 238-243.

85. Annon. (1962), "The Wealth of India, a dictionary of Indian raw materials an industrial products", CSIR, New Delhi, 1962; 6: 153-154 e 376.

86. Pal DC e Jain SK, "Tribal Medicine," Naya Prakash, Kolkata, 1998; 49:

87. Chopra RN e Nayar SL, "Glossary of Indian Medicinal Plants," CSIR. Nova Deli, 1956;1.

88. Native American Ethnobotany, Universidade de Michigan - Dearborn. http//herb.umd.umich.edu/herb. [2006, 22 de setembro].

89. Herz W, Santhanam PS, Subramaniam PS, Schmid JJ, "A estrutura da Mikanolida, uma nova dilactona sesquiterpénica de *Mikania scandens* (L) Willd," Tetrahedron Lett, 1967; 32 : 3111-3115.

90. Herz W, Subramaniam PS, Santhanam PS, Aota K, Hall AL, "Structure elucidation of sesquiterpene dilactones from *Mikania scandens* (L) Willd," J Org Chem,1970; 35:1453-1464.

91. Kiang. A, Sim K, e Yoong. S, Phytochemistry ,1968;7:1035.

92. Brion. C, "Tese. Universidade das Filipinas em Los Banos", 1978.

93. Ghani. A, "Medicinal Plants of Bangladesh, Dhaka," The Asiatic Society of Bangladesh, 2003.

94. Mahabub Nawaz A.H, Hossain M, Karim M, Jahan R, e Rahmatullah M, "An ethnobotanical survey of Jessore district in Khulna division, Bangladesh," Am. Euras. J. Sustain. Agricul, 2009; 3 : 238-43.

95. Shah Alam Siddiqui, Rafiquel Islam, Rezuanul Islam, A.H.M Jamal, Tanzima parvin, Atiqur Rahman, "Composição química e propriedades antifúngicas do óleo essencial e de vários extractos de *Mikania scandens* (L) Willd," Arabian Journal of Chemistry, 2013;16 (4): 269-276.

96. Kiang, A, Sim K, Goh J, J. chem. Soc. Nov, 1965: 63-71.

97. Sangita Chandra, Protapaditya Dey, Sanjib Bhattacharya, "Preliminary *In Vitro* assessment of anti-inflammatory property of *Mikania scandens* flower extract," Journal of Advanced Pharmacy Education and Research, 2012; 2 (1) 25-31. (2012).

98. Dey P, Chandra S, Chatterjee P, Bhattacharya S. "Propriedades neurofarmacológicas de *Mikania scandes* (L.) Willd. (Asteraceae)," Journal of Advanced Pharma Technology and Research, 2011; 2 : 255-259.

99. Protapaditya Dey, Sangita Chandra, Priyanka Chatterjee e Sanjib Bhattacharya, "Potencial alelopático das partes aéreas de *Mikania scandens* (L)Willd," World Journal of Agricultural Sciences, 2012; 8 (2) : 203-207.

100. Hasan SM, Jamila M, Majumder MM, "Analgesic and antioxidant activity of the hydro methanolic extract of *Mikania scandens* (L) Wild Leaves,"

American Journal of Pharmacology and Toxicology, 2009; 4:1-7.

101. Raja Chakraborty, Sudeshna Saha, "Extração e rastreio fitoquímico de *Mikania scandens* Linn e avaliação do seu extrato metanólico para atividade analgésica," International Journal of Pharmaceutical Sciences and Research, 2012 ; 3 (5):1430-1432.

102. Durgesh Ranjan Kar, Sudhansu Sekhar Rout, Goutam Ghosh, Priyanka Dash, Pratap kumar Sahu, "Avaliação da atividade estrogénica do extrato metanólico de *Mikania scandens,"* Journal of Pharmacy Research, 2014 ; 8 (5) : 665-669.

103. Tarasankar Maity, Ayaz Ahmed, "Efeito protetor de Mikania scandens (L) Willd contra a hepatotoxicidade induzida pela isoniazida em ratos," International Journal of Pharmacy and Pharmaceutical Sciences, 2012; 4 (3) : 466-469.

104. Ambasta S.P, Kamala Ramachandran, Kashyapa K e Ramesh Chand, "The Useful Plants of India, CSIR, New Delhi," 2000.

105. Chakrabarty T, Balakrishna NP, "A revision of *Croton* L. (Euphorbiaceae) for Indian subcontinent. Bulletin of the South Asia ," Botanical Survey of india, 1992 ; 34 (1-4):1-88.

106. Bakshi GDN, Sarma PS, Pal DC, " A Lexicon of Medicinal Plants in India," Naya Prokash, Calcutá,1999. 61-63.

107. A. Sethi, R.A Sharma, "Int Res. J. Pharm, 2011; 2 (10): 82-86.

108. Singh V, Pande P.C e Jain D.K, "A text book of Botany : Angiosperms," 2004 ; 1 :154-236.

109. Reddy KR, "Folk medicines from Chittor District and Andra Pradesh used in the treatment of Jaundice," Pharmaceutical Biology, 1995 ; 26:137-140.

110. Sharma N , "Fungitoxic properties of plant latex against some postharvest diseases, "Biomed,1994 ; 5 (1):81-84.

111. Saggoo MIS, Walia S, Kaur R. "Avaliação do potencial xenotóxico e antimicrobiano de *Croton bonplandianum* Baill," Archives of Applied Science Research, 2010; 2 (2) :211-216.

112. Singh B, Dutt N, Kumar D, Singh S, Mahajan R, Taxonomia, "Etnobotânica e atividade anti-microbiana de *Croton bonplandianus, Euphorbia hirta,"* Journal of Advances in Developmental Research, 2011; 2 (1) : 21-29.

113. Divya S, Naveen Krishna K, Ramachandran S, Dhanaraju MD, "Cicatrização de feridas e actividades antioxidantes *in vitro* dos extractos de folhas de *Croton bonplandianum* em ratos" Global Journal of Pharmacology, 2011 ; 5 (3):159-163.

114. Singh B, Dutt N, Kumar D, Singh S, Mahajan R. Taxonomia, "Etnobotânica e atividade antimicrobiana de *Croton bonplandianum, Euphorbia*

hirta e *Phyllanthus fraternus'''* Journal of Advances in Developmental Research, 2011: 21-9.

115.   Gaur RD, Sharma J e Painuli RM, "Plantas utilizadas nos cuidados de saúde tradicionais do gado na comunidade Gujjar de Sub Himalayan trait, em Uttaranchal Índia," Ind. J. Nat. Prod. Resour, 2010; 1(2): 243-249.

116.   Pal DC e Jain SK, "Tribal Medicine," Naya Prokash, Kolkata, 1998 : 240-242.

117.   Chaudhuri AB. "Endangered medicinal plants," Daya publishing house, Delhi , 2007 : 226.

118.   Bhakat RK, Sen UK, " Ethnomedicinal plant conservation through sacred groves" Tribes and Tribals, 2008 ; 2 : 55-58.

119.   Ghosh P, Mandal A, Rasul MG, "Um novo triterpenóide bioativo do tipo ursano de *Croton bonplandianum* Baill." Journal of Chemical Sciences, 2013 ;125 (2) : 359-364.

120.   Jeeshna MV, Mallikadevi T, Paulsamy S, "Seleção das espécies de plantas infestantes. Croton bonplandianum Baill. Para a atividade larvicida do aedes aegypti," Journal of Bio. Pesticides, 2010; 3 (1):192-194.

121.   Burgos. A, Barua. J, Flores-Giubi M. E, Bazan D, Ferro E, Alvarenga N.L, "Atividade antibacteriana do extrato alcaloídico e compostos isolados de *Croton bonplandianum* Baill. (Euphorbiaceae)", Bras. Pl. Med Campinas, 2015 ; 17 (4): 922-927.

122.   Uma Dharshini Karuppiah Vijayamuthuramalingam , Rajeswari Rajaram , Kalaivani Madhavaram Kuppusamy , Bhavana Jonnalagadda , Sumathy Arokiasamy, "Potencial anti-hiperglicémico e antioxidante de *Croton bonplandianus*. Fracções de fardos em correlação com o teor de polifenóis", Iran J Basic Med Sci, 2017; 20(12): 1390-1397.

123.   Chatterjee A, Majumder P.L, Mukherjee R. e Talapatra S.K , "Phorbol's esters isolated from seed of *Croton bonplandianum*," Tetrahedron iett, 1976 ; 32 (11) : 23-26.

124.   Pranab Ghosh, Amitava Mandal, Mohammad Golam Rasul, "Um novo triterpenóide bioativo do tipo ursano de *Croton bonplandianum* Baill," J Chem Sci, 2013 ; 125 (2) : 359-364.

125.   Uma Dharshini Karuppiah Vijayamuthuramalingam , Rajeswari Rajaram , Kalaivani Madhavaram Kuppusamy , Bhavana Jonnalagadda , Sumathy Arokiasamy, "Potencial anti-hiperglicémico e antioxidante das fracções de *Croton bonplandianus* Bail em correlação com o teor de polifenóis," Iran J Basic Med Sci, 2017; 20 : 1390- 1397.

126. Islam MS, Rahman MM, Rahman MA, Quyum MA, Alam MF, "Avaliação *in vitro* de *Croton bonplandianum* Baill. As Potential antitumor

properties using Agrobacterium tumefaciens. Technology," Journal of Agriculture technology, 2011; 7 (3) : 711-719.

127. Jeeshna MV, Mallikadevi T, Paulsamy S, "Triagem das espécies de plantas daninhas, *Croton bonplandianum* Baill para a atividade larvicida do Aedes aegypti," Journal of Bio Pesticides, 2010; 3(1): 192-194.

128. Deepika Patel, R.N. Patel, Rita Bhandari e Uday Homkar, "Screening of the weed plant species, *Croton bonplandianum* Baill, for larvicidal activity of Aedes aegypti," Journal of Entomology and Zoology Studies, 2014 ; 2 (5) : 370-372.

129. Muhammad Naeem Qaisar, Muhammad Uzair, Muhammad Imran, Bashir Ahmad Chaudhary e Sajid Nawaz Hussain, "Novos inibidores da α-Glucosidase de *Croton bonplandianum* Baill (Euphorbiaceae)," Tropical Journal of Pharmaceutical Research, 2016; 15 (2) : 319-326.

130. S. Divya, K. Naveen Krishna, S. Ramachandran e M.D. Dhanaraju, "Cicatrização de feridas e actividades antioxidantes *in vitro* do extrato de folhas de *Croton bonplandianum* em ratos," Global Journal of Pharmacology, 2011; 5 (3):159-163.

131. Ramachandran, S., Nandha S. Kumar e M.D. Dhana Raju, "Wound healing effect of herbal extract ointments using *Croton bonplandianum* and *Vitex negundo* leaf extracts," Int. J. Pharmac Biol. Sci, 2009 ; 3(1) :117-20.

132. Bhavana J, Kalaivani MK, Sumathy A, "Actividades citotóxicas e pró-apoptóticas do extrato de folhas de *Croton bonplandianus* Baill. contra a linha celular de cancro do pulmão A549," Indian journal of experimental biology, 2016; 54:379-385.

133. Asthana A, Mall HV, Dixit K, Gupta S, "Fungitoxic properties of latex of plants with special reference to that of *Croton bonplandianum* Baill," Pharmaceutical Biology, 1989; 27(1):25-28.

134. King, R.M. & Robinson, H, " Studies in the Eupatorieae (Compositae). 30. O género Ayapana," Phytologia ,1970 ; 20 (3) : 210-212.

135. Dr. Binoy Varghese Cheriyan, Sabartina scarlet, Priyadarshini, Shailesh joshi, Santhseelan, Sheik Mohamed, "*Eupatorium triplinerve* /Vahl): Uma revisão etnobotânica", Asian J. Pharm. Res, 2019 ; 9 (3): 200-202.

136. Mathew George, Lincy Joseph, Ansa Thomas, "Uma revisão da triagem farmacológica de *Eupatorium triplinerve Vahl"*, Jornal Internacional de Farmácia Universal e Biociências, 2016; 5 (4): 124-129.

137. Chopra R.N, Nayar S.L. e Chopra I.C, "Glossary of Indian Medicinal Plants," CSIR, Nova Deli, 1956 : 113.

138. Anónimo, "The wealth of India Raw material", Nova Deli, Índia, CSIR, 1952; 3 : 223-24.

139. Ghani, A. 1998. Plantas medicinais do Bangladesh: Constituintes químicos
e utilizações. 1ª ed.. Sociedade Asiática do Bangladesh. pp. 174. 140. Lalljee B
e Facknath S, "Biocidal potential of *Eupatorium ayapana* extracts," Book of
Abstracts, Symposium on Integrated Pest Management for Sustainable Crop
Production,1997 ; 2-4.

141. Crisisty S, Anusha B, "Análise GC-MS de fitocomponentes no extrato
alcoólico de *Eupatorium triplinerve*," Revista Internacional de Desenvolvimento
de Investigação sobre drogas, 2012; 4 (4): 148-153.

142. Jaripa Begum, Md. Nazrul Islam Bhuiyan, Tarannum Taznin.
"Composição química e atividade antimicrobiana do óleo essencial das partes
aéreas de *Eupatorium triplinerve* Vahl", Asian Jr. of Microbiol. Biotech, Env.
Sc, 2010 ;12 (3) : 543-547.

143. Parimala K, Cheriyan B.V, e Viswanathan, S, "Atividade antinociceptiva
e anti-inflamatória do extrato de éter de petróleo de *Eupatorium triplinerve*
Vahl," International Journal of Life science & Pharma Research, 2012 ; 2
(3):12-16.

144. Cheriyan BV, Venkatadri N, Viswanathan S e Kamalakannan P,
"Screening of alcoholic extract of *Eupatorium triplinerve* Vahl and its fractions
for its antinociceptive activity," Indian Drugs, 2009 ; 46 (10) : 797-802.

145. Bose PM, Gupta UK, Mazumder RS, Kumar T, Sivakumar RS,
"Hepatoprotective and antioxidant effects of *Eupatorium ayapana* against
carbon tetrachloride induced hepatotoxicity in rats," Iranian Journal of
Pharmacology and therapeutics, 2007; 6 : 27-33.

146. Garg, S.C. e Nakhare, S. 1993. "Estudos sobre o óleo essencial da flor de
Eupatohum triplinerve," Ind. Perfum, 1993 ; 37: 318-323.

147. Kokate CK, Rao, Varma RE, "Estudos farmacológicos sobre o óleo
essencial de *Eupatorium triplinerve*. Efeito no sistema nervoso central e
atividade antimicrobiana" sabor 1971; 2(3):177-180.

148. Sugumar N, Karthikeyan e Gowdhami T, "Análise fitoquímica e atividade
antimicrobiana de *Eupatorium triplinerve* Vahl", Revista Internacional de
Pesquisa Aplicada, 2015; 1 (12): 108-112.

149. D Raju, K Ilango, V Chitra, K Ashish, "Avaliação da atividade anti-úlcera
do extrato metanólico dos frutos de *Terminalia chebula* em ratos
experimentais," J. Pharm Sci. & Res. 2009; 1 (3): 101-107.

150. AG Dumpierrez, C Blanco, M Alvarez, N Ortega, R Castillo, T Carillo "
Carica papaya, pollen allergy, ann allergy," Asthma Immunol 1998 ; 81(2)
:171-175.

151. Verlagsanstalt, " PDR for Herbal Medicines," La Gow B, Áustria, 1974 :

1-11.

152. A. K. Ghosh, H. I. Mullick, J. Banerjee, S. Banerjee, "*ZINGIBER OFFICINALE*: UM OURO NATURAL", International Journal of Pharma and Bio Science, 2011; 2 (1): 284-294.

153. Sai Krishna Borra, Radha Krishna Lagisettye Gowrinath Reddy Mallela, "Anti-ulcer effect of *Aloe vera* in non-steroidal anti-inflammatory drug induced peptic ulcers in rats," African Journal of Pharmacy and Pharmacology, 2011 ; 5 (16) :1867-1871.

154. T. S. Mohamed Saleem, R. Pradeep Kumar, N. Priyanka, M. Madhuri, V. Sravanti, e K. Sarala," Efeito anti-ulcerogénico do extrato aquoso de *Annona squamosa* (Linn)," International Journal of Research in Phytochemistry and Pharmacology, 2012 ; 2 (3) : 157-159.

155. D. Raju, K. IIango, V. Chitra, e K. Ashish, "Avaliação da atividade anti-úlcera do extrato metanólico de frutos de *Terminalia chebula* em ratos experimentais." Journal of Pharmaceutical Sciences and Research, 2009; 1 (3) :101- 107.

156. S. Srivastava, J. Jaiswal, H. Gautam, S. Sharma, e C. V. Rao, "Atividade antiulcerosa do extrato de metanol das folhas de *Hibiscus rosa sinensis*," International Journal of Pharmacy and Pharmaceutical Sciences, 2013; 5 (3) : 829-830.

157. G. Vinothapooshan e K. Sundar, "Atividade anti-úlcera das folhas de *Mimosa pudica* contra a úlcera gástrica em ratos," Research Journal of Pharmaceutical , 2010 ; 1 (4) : 606-616.

158. V. K. Verma, N. Singh, P. Saxena, e R. Singh, "Anti-úlcera e atividade antioxidante das folhas de *Moringa oleifera* (Lam) contra aspirina e úlcera gástrica induzida por etanol em ratos," International Research Journal of Pharmacy, 2002 ;2 : 46-57.

159. Yamini R. Kumar e G. P Rajani, "Actividades analgésicas e anti-úlcera do etanol e extractos aquosos da raiz de *Bauhinia variegate* Linn," International Journal of Pharmacology, 2011 ; 7 (5) : 616-622.

160. Marslin Gregory, B. Divya, R. A. Mary, M. M. Hipolith Viji, V. K Kalaichelvan, e V. Palanivel, "atividade anti-úlcera do extrato etanólico da folha de *Ficus religiosa*," Asian Pacific Journal of Tropical Biomedicine, 2013; 3 (7) : 554-556.

161. N. Neelima, M. Sudhakar, M. B. Patil, e B. V. S. Laksmi, "Atividade anti-úlcera e análise HPTLC das folhas de *Magnifera indica*, "International Journal of Pharmaceutical and Phytopharmacological Research, 2012 ; 1 (4) : 146155.

162. N. V. Rao, K. Venu, U. Sowmya, G.J Reddy, e K. Anirudha, "Avaliação da atividade anti-úlcera de *Momordica charantia* em ratos," Jornal Internacional

de Farmácia e Ciências Biológicas, 2011 ;1 (1) 1-16.

163. V. K. Verma, N. Singh, P. Saxena, e R. Singh, "Atividade anti-úlcera e antioxidante das folhas de *Moringa Oleifera* (Lam) contra a aspirina e a úlcera gástrica induzida por etanol em ratos," International Research Journal of Pharmacy, 2002 ; 2 : 46-57.

164. G. Vinothapooshan e K. Sundar, "Atividade anti-úlcera das folhas de *Mimosa pudica* contra a úlcera gástrica em ratos," Research Journal of Pharmaceutical Biological and Chemical Sciences, 2010 ;1(4) : 606-616.

165. C. O. Okali, A. C. Ezike, P. A. Akash , "Estudos sobre a cicatrização de feridas e actividades anti-úlcera do extrato de partes aéreas de *Phyllanthus nirui* L. (Euphorbiaceae)," American Journal of Pharmacology and Toxicology, 2009 ; 4 :118-126.

166. E. Umana Uduak, J. A Timbuak, S.A Musa, D.T. Ikyembe, S. Abdurrashid, W.O. Hamman "Efeito protetor de úlcera do extrato de metanol das folhas de *Psidium guajava* na úlcera gástrica induzida por etanol em ratos Wistar adultos," Asian Journal of Medical Sciences, 2012 ; 4 (2) : 75-78.

167. G. G. Kavitha Shree, S. Parvathi, P. S. S Ramkumar S. Shanmuga Priya, "Avaliação farmacológica e fitoquímica do potencial anti-ulcerogénico de *Solanum nigrum"* International Journal of Pharmaceutical Science and Research, 2012; 3 (8) : 2837-2840.

168. S. Kumar, S. Suman, S. Sharma e Pankaj Kalra, "Efeito antiúlcera do extrato metanólico de sementes *de Tamarindus indica* em diferentes modelos experimentais," Journal of Pharmacy and Bioallied Sciences, 2011; 3 (2) : 236-241.

169. Sweta Prasad, Rajpal Singh Kashyap, Jayant Y Deopujari, Hemant Purohit, Girdhar M Taori e Hatim F Daginawala, "Effect of *Fagonia arabica* (Dhamasa) on *in vitro* thrombolysis," BMC Complementary and Alternative Medicine 2007; 7:36.

170. Abhijit Das, Syed Masudur Rahman Dewan , "Investigação do potencial trombolítico *in-vitro* do extrato etanólico de frutos de *Momordica charantia*: An anti-diabetic medicinal plant," Pelagia Research Library, 2013; 4 (2) :104-108.

171. Sampath R, Renuka Saravanan, Brindha Pemiah, Sivakumar Ramalingam, "Atividade trombolítica do extrato de casca e fruto de *Punica granatum*," Revista asiática de Investigação Farmacêutica e Clínica, 2016; 9 (1): 268-271.

172. Md. Ramjan Ali, Kuri S, Das A, Md. Ariful Islam, Rastreio Fitoquímico Preliminar e Potencial Trombolítico *In Vitro* do Extrato Metanólico de *Enhydra Fluctuans* Lour (Folhas), International Journal of Pharmamedix India, 2013;1: 270-280.

173. Mohammad Imran Hossain, Md Hossan sakib, Asif Al Mahmood,

Naymul Karim, Ahsan Ullah, Rana Dhar, Monalisha Sharma, "Estudo sobre a atividade trombolítica *in-vitro* do extrato metanólico das folhas de *Mesua ferrea*," J. Sci. Res. Adv. 2015 ; 2 (3) :115-118.

174. Mary NK, Achuthan CR, Babu BH, Padikkala J, Atividade antioxidante e antitrombótica *in vitro* de *Hemidesmus indicus* (L) R.Br, J Ethnopharmacol, 2003 ; 87(2-3) :187-91.[pubmed]

175. Mohammad Sekendar Ali, Mohammad Ruhul Amin, Chowdhury Mohammad Imtiaz Kamal, Mohammad Aslam Hossain, "Actividades antioxidantes *in vitro*, citotóxicas, trombolíticas e avaliação fitoquímica do extrato de metanol das folhas de *A. philippense* L.," Asian Pac J Trop Biomed 2013; 3(6) :464-469.

176. Singh S, Rehan HM, Majumdar DK, "Effect of *Ocimum sanctum* fixed oil on blood pressure, blood clotting time and pentobarbitone-induced sleeping time," J Ethnopharmacol. 2001;78 (2-3):139-143.

177. A. T. M. Mostafa Kamal, Kazi Ashfak Ahmed Chowdhury, Limon Kanti Shill, Mohammad Robiul Hossain, Naimul Islam, Anaytulla, Irfan Amin e Mohammad Forhadul Hassan, "Rastreio fitoquímico, atividade citotóxica e trombolítica do extrato de flor de *Brassica oleracea* (couve-flor)," Global Journal of Pharmacology, 2015; 9(1) : 115-120.

178. Irfan Newaz Khan, Md. Razibul Habib, Md. Mominur Rahman, Adnan Mannan, Md. Mominul Islam Sarker, Sourav Hawlader, Potencial trombolítico de *Ocimum sanctum* L, *Curcuma longa* L, *Azadirachta indica* L. e *Anacardum occidentale* L. J Basic Clin Pharm, 2011; 2 (3) :125-127.

179. Sai Sandeep. Y, Mamata Panigrahi, Divya G. C Beena D.B, "Avaliação da atividade trombolítica *in vitro* de fitoquímicos em *Bacopa monnieri* Linn," Journal of Pharmacy Research, 2012; 5(1) :100-101.

180. Md. Ariful Islam, Zobaer A. Mahmud, S.M. Abdur Rahman, Md. Monirujjaman e Sajal K. Saha, "Avaliação da atividade trombolítica e bioensaio de letalidade de camarão de salmoura do extrato de metanol de caules de *Tinospora crispa*", Jornal Internacional de Ciências Farmacêuticas e Pesquisa, 2013; 4 (3): 1148-1153.

181. Pushplata Chougule, Vishal Jain, Avinash Suryawanshi, Ashish Jain, "Screening of Thrombolytic Activity of *Aegle marmelos* Linn leaves extract by *in vitro*," Int. J. Pharm. Sci. Rev. Res, 2014; 28 (1):176-178.

182. S. Eugine Leo Prakash , R. Manavalan , "An investigation of *Andrographis paniculata* for thrombolytic activity by *in vitro* method," Journal of Pharmacy Research, 2011; 4(6): 19-24.

183. Mohammad Shahadat Hossain, Mohammad Ehsanul Hoque Chowdhury, Sumana Das e Imtiaz Uddin Chowdhur, "Atividade trombolítica e anti-

inflamatória *in vitro* do extrato etanólico de *Swertia Chirata*," Journal of Pharmacognosy and Phytochemistry, 2012 ; 1(4) : 99-104.

184. Kalaiyarasi L e Mubben Sultana D, "Estudo *in vitro* da atividade trombolítica utilizando uma preparação aquosa de diferentes partes do extrato vegetal de *Carica Papaya*," Journal of Pharmacy and Biological Sciences, 2014; 9 (3) : 34-39.

185. Tanvir Ahmad Chowdhury, Abul Hasanat, Md. Jakaria, A.T. M. Mostofa Kamal, Mohammad Shah Hafez Kabir, Md. Shakhawat Hossain, Arafatul Mamur, Mohammed Munawar Hossain, "Atividade trombolítica e citotóxica do extrato metanólico das folhas de *Commelina benghalensis* (Família: Commelinaceae)," Journal of Scientific and Innovative Research, 2015 ; 4 (2) : 100-104.

186. Mohammad Shahriar, Nishat Zareen Khair, Mahjabeen Gazi e Rumana Akhter, "Atividade trombolítica *in vitro* da casca de *Erythrina variegate*," World Journal of Pharmaceutical Research, 2015 ; 4 (5) : 512-515.

187. Pakkirisamy Rajkumar, "Avaliação da atividade trombolítica *in vitro* dos extractos de folhas de *Delonix elata*," Journal of Natural Products and Biomedical Research, 2015; 1 (2) : 45-47.

188. Dilara Parvin, Mir Muhammad Nasir Uddin, Md. Siddiqul Islam, Salma Parvin, Mohammad Shahriar, "Rastreios fitoquímicos, atividade trombolítica e propriedades antimicrobianas dos extractos de folhas de *Lablab Parpureus*," American Journal of Research Communication, 2013 ; 1(2) : 49-55.

189. Singh Priya, Shivhare Yogesh e Patil UK, "Free radical scavenging potential of *Chenopodium album* Linn," Advances in Pharmacology and Toxicology, 2009 ; 10 (3) : 111- 118.

190. O. E. Ogunlana e O. O. Ogunlana, "Avaliação *in vitro* da atividade de eliminação de radicais livres do *Psidium guajava*," Research Journal of Agriculture and Biological Sciences, 2008 ; 4 (6): 666-671.

191. Sithisarn P, Supabphol R, Gritsanapan W, "Comparação da atividade de eliminação de radicais livres da árvore de neem do Sião (*Azadirachta indica* , *A. Juss* var. *Siamensis valeton*) extractos de folhas preparados por diferentes métodos de extração," Med Princ Pract, 2006; 15: 219-222.

192. Tauba Ak , Ilhami Gulçin, "Antioxidant and radical scavenging properties of *Curcumin*," Chem Biol Interact, 2008 ; 174 (1) : 27-37.

193. Fatihanim Mohd Nor, Suhaila Mohamed, Nor Aini Idris e Razali Ismail, "Antioxidative properties of *Curcuma longa* Leaf extract in Accelerated Oxidation and Deep Frying Studies." Journal American Oil Chemists' Society 2009; 86:141-147.

194. R. R. Kulkarni , A. D. Virkar e Priscilla D'mello, "Antioxidant and Anti-inflammatory Activity of *Vitex negundo*," Indian Journal of Pharmaceutical Sciences 2008; 838-840.

195. Ramnik Singh, Narinder Singh, B. S. Saini, Harwinder Singh Rao, "Atividade antioxidante *in vitro* do extrato etéreo de pimenta preta". Indian J Pharmacol, 2008; 40 (4): 147-151.

196. Alisi C. S, Onyeze G. O. C, "Nitric oxide scavenging ability of ethyl acetate fraction of methanolic leaf extracts of *Chromolaena Odorata* (Linn.)," Afr. J. Biochem. Res. 2008 ; 2 (7) : 145-150.

197. Yildirim Ali, Oktay Munir e Bilaloglu Vahit, "The Antioxidant Activity of the Leaves of *Cydonia Vulgaris*," Turk J Med Science, 2001; 31: 23-27.

198. Raja Sundararajan, Nazeer Ahamed Haja, Kumar Venkatesan, Kakali Mukherjee, Bishnu Pada Saha, Arun Bandyopadhyay, Pulok Kumar Mukherjee PK, " *Cytisus scoparius* link - A natural antioxidant," BMC Complementary and Alternative Medicine, 2006; 6: 8.

199. Tenpe CR, Aman U, Amol B, Yeole PG, "Atividade antioxidante e de eliminação de radicais livres *in vitro* das folhas de *Jasminum sambac* Linn." Phcog. Mag.
2008 ; 4: 124-129.

200. Haddad Khodaparast, Mohammad Hosein, Dezashibi Zinab, "Compostos Fenólicos e Atividade Antioxidante dos Extractos de Folhas de Alfena (*Lawsonia inermis*)," World J. Dairy & Food Sci, 2007; 2 (1): 38-41.

201. Ribeiro S. M.R, Barbosa L.C.A, Queiroz J.H, Knodler M, Schieber A, "Phenolic compounds and antioxidant capacity of Brazilian mango *(Mangifera indica* L.) varieties," Food Chemmistry, 2008 ; 110 : 620-626.

202. Jain A, Soni M, Deb L, Jain A, Rout SP, Gupta VB, Krishna KL, "Antioxidant and hepatoprotective activity of ethanolic and aqueous extracts of *Momordica dioica* Roxb. Leaves", J. Ethnopharmacol. 2008; 115 (1) : 6166.

203. Gülçin I, Elmastaş M, Aboul-Enein HY, "Determinação da atividade antioxidante e de eliminação de radicais do manjericão (*Oscimum basilicum* L. família Lamiaceae) testada por diferentes metodologias," Phytother Res, 2007; 21(4) : 354-361.

204. Ramnik Singh, Narinder Singh, B. S. Saini, Harwinder Singh Rao, "Atividade antioxidante *in vitro* do extrato etéreo de pimenta preta". Indian J Pharmacol. 2008; 40 (4): 147-151.

205. Wang KJ, Zhang YJ, Yang CR, "Antioxidant phenolic compounds from rhizomes of *Polygonum paleaceum*," J Ethnopharmacol, 2005 ; 96 (3) : 483487.

206. Scartezzini P, Antognoni F, Raggi MA, Poli F, Sabbioni C, "Teor de vitamina C e atividade antioxidante do fruto e da preparação ayurvédica de

Emblica officinalis Gaertn," J Ethnopharmacol, 2006 ; 104 (1-2): 113- 118.

207. Rai S, Wahile A, Mukherjee K, Saha BP, Mukherjee PK, "Antioxidant activity of *Nelumbo nucifera* (sacred lotus) seeds," J Ethnopharmacol, 2006 ;104 (3) : 322-327.

208. Naik GH, Priyadarsini KI, Naik DB, Gangabhagirathi R, Mohan H, "Studies on the aqueous extract of *Terminalia chebula* as a potent antioxidant and a probable radioprotector," Phytomedicine, 2004 ; 11 (6) : 530-538.

209. V.L. Ashoka Babu , R. Gowri, "Avaliação da atividade antioxidante do extrato de raiz de *Beta vulgaris* em ratos," Asian Journal of Chemistry, (2010) ; 22 (5) : 3385-3389 .

210. M. M. Suleiman, T. Dzenda, C. A Sani, "Atividade antidiarreica do extrato metílico da casca do caule de *Annona senegalensis* Pers. (Annonaceae)," J Ethnopharmacol, 2008 ;116 :125-130.

211. Kouitcheu Mabeku Laure B, Penlap Beng V, Kouam J, Ngadjui Bonaventure T, Fomum Z. T, Etoa F. X, "Avaliação da atividade antidiarreica da casca do caule de *Cylicodiscus gabunensis* (Mimosaceae), "Afr. J. Biotechnol. 2006 ; 5(11) : 1062-1066.

212. Saralaya MG, Patel P, Patel M, Roy SP, Patel A. N, "Atividade antidiarreica do extrato metanólico das raízes de *Moringa oleifera* Lam em modelos animais experimentais," Int J Pharm Res, 2010 ; 2 (2) : 35-39.

213. S. E. Besra, A. Gomes, D. K. Ganguly, J. R. Vedasiromoni, "Antidiarrhoeal activity of hot water extract of black tea (*Camellia sinensis*)," Phytother Res, 2003 ;17(4) : 380-4.

214. G Sivakumar, CG Rao, ESS Priya, N Shravan, P Somasekhar, "Avaliação da atividade antidiarreica da casca de *Terminalia arjuna* [Roxb]," Int J Res Phytochem Pharmacol 2011;1:161-4.

215. Venkatesan N, Thiyagarajan V, Narayanan S, Arul A, Raja S, Vijaya Kumar SG, Rajarajan T, Perianayagam, "Anti-diarrhoeal potential of *Asparagus racemosus* wild root extracts in laboratory animals," J Pharm Pharm Sci, 2005 ; 8 (1) : 39-46.

216. Panchawat S, Sisodia S. S, "Atividade anti-diarreica *in vivo* de extractos da casca do caule de *Saraca asoca* Roxb. Preparado por diferentes métodos de extração," Int J Pharm Bio Sci 2012; 2 : 338-43.

217. Hossen SMM, Uddin M, Sarkar MR, "Potencial medicinal dos extractos de frutos de *Phylanthus emblica* (Linn.), Actividades biológicas e farmacológicas," Int J Pharmacognosy, 2014 ; 1(5) : 307-16.

218. Shah AJ, Bhulani NN, Khan SH, Ur Rehman N, Gilani AH, "A atividade bloqueadora dos canais de cálcio da *Mentha longifolia* L. explica a sua utilização medicinal na diarreia e no espasmo intestinal," Phytother Res, 2010 ;

24 (9) :1392-7.

219. Ezeigbo II, Ezeja MI, Madubuike KG, Ifenkwe DC, Ukweni IA, Udeh NE, Akomas SC, "Atividade antidiarreica do extrato metanólico da folha de *Rauwolfia serpentine*," Asian Pac J Trop Biomed, 2012 ; 2(6) : 430-2.

220. Mahalakshmi M, Parimala M, Shoba FG, "Avaliação do potencial antidiarreico do extrato de metanol de *Ficus bengalensis* Linn. folha e *Mangifera indica* Linn. Casca do caule e casca da raiz," Int J Pharmacogn Phytochem Res, 2014 ; 6 : 454-8.

221. Rajan S, Suganya H, Thirunalasundari T, Jeeva S, "Eficácia antidiarreica da semente de *Mangifera indica* em ratos albinos suíços," Asian Pac J Trop Med, 2012 ; 5 (8) : 630-3.

222. Yakubu MT, Salimon SS, "Atividade antidiarreica do extrato aquoso de folhas de *Mangifera indica* L em ratos albinos fêmeas," J Ethnopharmacol 2015 ;163:135-41.

223. Sairam K, Hemalatha S, Kumar A, Srinivasan T, Ganesh J, Shankar M, Venkataraman S, "Avaliação da atividade anti-diarreica em extractos de sementes de *Mangifera indica*," J Ethnopharmacol. 2003 ; 84 (1) :11-5.

224. Ravindra Babu DS, Neeharika V, Pallavi V, Reddy Madhava B, "Antidiarrheal activity of *Cynodon dactylon* Pers," Phcog Mag, 2009 ; 5 : 237.

225. Owolabi OJ, Arhewoh MI, Aadum EJ, "Avaliação da atividade antidiarreica do extrato aquoso do rizoma de *Curcuma Longa*," J Pharm Allied Sci, 2012 ; 9 :1450-7.

226. Rao Hari Jagannadha, Lakshmi, "Atividade antidiarreica do extrato aquoso da casca de *Cinnamomum zeylanicum* Linn em ratos," J Clin Diagn Res. 2012; 6 (2): 215-219.

227. Sivakumar G, Rao CG, Priya ESS, Shravan N, Somasekhar P, "Avaliação da atividade antidiarreica da casca de *Terminalia arjuna* [Roxb]," Int. J Res Phytochem Pharmacol 2011;1:161-4.

228. Hassan Kyakulaga A, Brenda Alinda T, Patrick V, Patrick Ogwan E., "*In Vivo* Anti-diarrheal activity of the ethanolic leaf extract of *Catharanthus roseus* Linn. (Apocynaceae) in Wistar rats," Afr. J. of Pham. Pharmacol. 2011; 5(15):1797-1800.

229. Rao HJ, Lakshmi, "Atividade antidiarreica do extrato aquoso da casca de *Cinnamomum zeylanicum* Linn em ratos," J Clin Diagn Res. 2012;6(2):215-219.

230. Bhargava S, Dhabhai K, Batra A, Sharma A, Malhotra B, "*Zingiber Officinale*: Rastreio químico e fitoquímico e avaliação das suas actividades antimicrobianas". J. Chem. Pharm. Res. 2012; 4(1): 360-364.

231. Grace U. S, Sankari M, e Gopi, "Atividade antimicrobiana do extrato etanólico de *Zingiber officinale* - Um estudo *in vitro*," J. Pharm. Sci. & Res.

2017; 9 (9):1417-1419.

232.   Chaudhury N. M. A, Tariq P, "Anti-microbial activity of *Cinnamomum cassia* against diverse microbial flora with its nutritional and medicinal impacts," Pak. J. Bot. 2006; 38 (1):169-74.

233.   Oliveira GF, Furtado N, Filho AA, Martins JK, Cunha WR, Silva ML, "Antimicrobial activity of *Syzygium cumini* (Myrtaceae) leaves extract," Braz. J. Microbiol. 2007; 38: 1517-1525.

234.   Abd El-Salam, I Mohammed, "Phytoconstituents and the study of antioxidant, antimalarial and antimicrobial activities of *Rhus tripartita* growing in Egypt," J Pharmacogn Phytochem, 2015; 4(2) : 276-81.

235.   Al-Mathal EM, Alsalem AM, "A casca de romã (*Punica granatum*) é eficaz num modelo murino de *Cryptosporidium parvum* experimental". Exp Parasitol, 2012 ; 131(3) : 350-7.

236.   Bameri Z, Amini Boroujeni N, Saeidi S, Bazi S, "Atividade antibacteriana do extrato de *Cassia angustifolia* contra algumas bactérias patogénicas humanas." J Nov. Appl Sci, 2013 ; 2 (11) : 584-586.

237.   Bouamama H, Villard J, Benharref A, Jana M, "Antibacterial and antifungal activities of *Cistus incanus* and *C. monspeliensis* leaf extracts," Therapie, 1999; 54(6): 731-3.

238.   Bouamama H, Noel T, Villard J, Benharref A, Jana M, "Actividades antimicrobianas dos extractos de folhas de duas espécies mar*roquinas de* Cistus L.". J Ethnopharmacol. 2006; 104(1-2), 104-7.

239.   Chattopadhyay D, Sinha B. K, Vaid L. K, "Antibacterial activity of Syzygium species," Fitoterapia, 1998; 69: 356-367.

240.   Ngwendson J. N, Bedir E, Efange S.M, Okunji C.O, Iwu M.M, Schuster B.G, Khan I.A, "Constituintes das sementes *de Peucedanum zenkeri* e seus efeitos antimicrobianos". Pharmazie 2003; 58: 587-589.

241. Rios J. L, Recio M.C, Villar A, "Isolamento e identificação dos compostos antibacterianos de *Helichrysum stoechas*." Journal of Ethnopharmacology 1991; 33(1-2): 51-55.

242.   Richard FT, Joshua AT, Phillips AJ, "Efeito do extrato aquoso da folha e da casca da goiaba (*Psidium guajava*) nos fungos Microsporum gypseum e Trichophyton mentagrophytes, e nas bactérias Staphylococcus aureus e Staphylococcus epidermidis." Adv Med Plant Res 2013; 1(2): 45-48.

243.   Sarmiento WC, Maramba CC, Gonzales MLM, "Um estudo *in-vitro* sobre o efeito antibacteriano do extrato de folhas de neem (*Azadirachta indica*) em Staphylococcus aureus sensível à meticilina e resistente à meticilina." PIDSP J 2011; 12(1): 40-45.

244. Chew AL, Jessica JJ, Sasidharan S., "Atividade antioxidante e

antibacteriana de diferentes partes de *Leucas aspera*." Asian Pac J Trop Biomed 2012; 2: 176-180.

245. Efstratiou E, Hussain AI, Nigam PS, Moore JE, Ayub MA, Rao JR. Atividade antimicrobiana dos extractos de pétalas de Calendula officinalis contra fungos, bem como contra agentes patogénicos clínicos Gram-negativos e Gram-positivos. Complementary Ther Clin Pract 2012; 18: 173-176.

246. Somchit M N, Reezal I, Nur I E, Mutalib A.R, " *In vitro* Antimicrobial Activity of Ethanol and Water Extracts of *Cassia alata*," J. Ethnopharmacol, 2003; 84:1-4.

247. Gnanavel S, Bharathidasan R, Mahalingam R, Madhanraj P
Panneerselvam A, "Atividade antimicrobiana de *Strychnos nux-vomica* Linn e *Cassia angustifolia* Linn," Asian J. Pharma. Tech, 2012; 2(1) : 08-11.

248. Yamakoshi Y, Murata M, Shimizu A, Homma S, "Isolamento e Caracterização de Compostos Antibacterianos Macrocarpals B-G de *Eucalyptus macrocarpa*," Biosci. Biotech. Biochem. 1992 ; 56:1570-1576.

249. Tan. M, Zhou. L, Huang. Y, Hao. X, Wang. J, "Antimicrobial activity of globulol isolated from the fruits of *Eucalyptus globulus* **Labil**," Nat. Prod. Res. 2008; 22:569-575.

250. Andrew G. Mtewa, Serawit Deyno, Félicien M. Kasali, Amanjot Annu, Duncan C. Sesaazi, "Técnicas gerais de extração, isolamento e caraterização na descoberta de medicamentos: Uma revisão", Revista Internacional de Ciências: Pesquisa Básica e Aplicada, 2018; 38 (1): 10-24 .

251. Veeraraghavan Prema. Consultor especialista, "CPCSEA, Diretriz da OCDE n.º 420," 2000.

252. Bhattacharyya, U.C, "Introduction In: Flora of West Bengal. Vol. 1. Botanical Survey of India," Calcutá, 1997:1-78.

253. WC Trease Evans, "Text book of Pharmacognosy", ELBS, Londres, 1999: 234-245.

254. KR Khandelwal, "Practical Pharmacognosy techniques and experiments," Nirali Prakashan, Pune, 2000 : 149-156.

255. CK Kokate, "Practical Pharmacognosy", Vallabha prakashani, Nova Deli, 1999:149-156.

256. DK Bae, D Park, SH Lee, G Yang, YH Yang, TK Kim, YJ Choi, J J Kim, J H Jeon, MJ Jang, EK Choi, SY Hwang, YB Kim " Diferentes actividades anti-úlcera do Pantoprazol em modelos de úlcera induzida por stress, álcool e ligadura do piloro," Lab Anim Res, 2011; 27(1): 47-52.

257. M. Khushtar, V. Kumar, K. Javed, U. Bhandari, "Efeito protetor do óleo de gengibre no modelo de úlcera gástrica induzida por Aspirina e ligadura do piloro em ratos," Indian J Pharm Sci, 2009; 71 (5) :554-558.

258. A.L Bhave, J.D Bhatt, K.G Hemavathi, "Antiulcer effect of amlodipine and its interaction with H2 blocker and Proton pump Inhibitor in pylorus ligated rats," Indian J Pharmacol, 2006 ; 38 (6) : 403-407.

259. PV Tan, T Dimo, E Dongo, " Effects of methanol, cyclohexane and methylene chloride extracts of *Bidens pilosa* on various gastric ulcer models in rats," Journal of Ethnopharmacology, 2000; 73(3) : 415-421.

260. SK Kulkarni, "Hand book of experimental pharmacology," Nova Deli, Vallabh Prakashan 1999, pp. 128-131.

261. Faisal Asif, Arshida Zaman Boby, Nur Alam, Muhammad Taraquzzaman, Sharmin Reza Chowdhury, Mohammad Abdur Rashid, "Análise de atributos trombolíticos, citotóxicos e estabilizadores da membrana eritrocitária *no* rastreio *in vitro* de *Gynocardia odorata,"* Journal of Analytical Science and Technology, 2014; 36(5) :1-7.

262. Umesh M K, Sanjeevkumar C B, Hanumantappa Bherigi Nayaka, Ramesh L Londonkar, "Avaliação da atividade trombolítica *in vitro* e do potencial de citotoxicidade dos extractos de folhas de *Typha angustifolia* L," International Journal of Pharmacy and Pharmaceutical Sciences, 2014; 6 (5):81-85.

263. Prasad S, Kashyap RS, Deopujari JY, Purohit HJ, Taori GM, Daginawala. "Efeito da *Fagonia Arabica* (Dhamasa) na trombólise *in vitro*," Biomed Central, 2007; 7(36):1- 6.

264. Blois M.S, "Antioxidant determination by the use of stable free radical, Nature," 1958; 181: 1199-1200.

265. Yokozawa T, Chen C.P, Dong E, Tanaka T, Nonaka G.I. e Nishioka I, "Study on the inhibitory effect of tannins and flavonoids against the 1,1 diphenyl-2- picryl hydrazyl radical," Biochemical Pharmacology,1998 ; 56: 213-222.

266. Djacbou D Sylvie, Pieme Constant Anatole, Biapa Prosper Cabral, Penlap Beng Veronique, "Comparação das propriedades antioxidantes *in vitro* de extractos de três plantas utilizadas para fins médicos nos Camarões: *Acalypha racemose, Garcinia lucida* e *Hymenocardia lyrate,"* Asian Pacific Journal of Tropical Biomedicine, 2014 ; 4 (2) : S745-S752.

267. G Balaji, M Chalamaiah, B Ramesh, Y Amarnath Reddy, "Antidiarrheal activity of ethanol and Aqueous extracts of *Carum copticum* seeds in experimental rats," Asian Pacific Journal of Tropical Biomedicine, 2012; S1151-S1155.

268. Anup Maiti, Saikat Dewanjee, Subhas C Mandal, "Avaliação *in vivo* da atividade antidiarreica das sementes de *Swietenia macrophylla* King (Meliaceae)," Tropical Journal of Pharmaceutical Research, 2007; 6(2) : 711716.

269. Kiessoun Konate, Kasii Yomalan, Oksana Sytar, Marian Brestic , "Perfis antidiarreicos e antimicrobianos dos extractos das folhas de *Trichilia emetica* Vahl (Meliacaea)," Asian Pacific Journal of Tropical Biomedicine, 2015; 5(3): 242-248.

270. Shemsu Umer, Alemu Tekewe, Nigatu Kebede, "Atividade antidiarreica e antimicrobiana do extrato de folhas de *Calpurnia aurea*," BMC Complementary & Alternative Medicine, 2013;13:21.

271. Santhosh Kumar Chinnaiyan, Mohan Raj Subramanian, S. Vinoth Kumar, Atul N. Chandu, Karthikeyan Deivasigamani, "Antimicrobial and antiHIV activity of extracts of *Canthium coromandelicum* (Burm.f.) Alston leaves," Journal of Pharmacy Research, 2013;7:588-594.

272. Pulok K Mukherjee, "Quality Control of Herbal Drugs," New Delhi: Business Horizons 1999. pp.246-370.

273. S.V Bhat B.A Nagasampagi, M. Sivakumar, "Chemistry of natural products," Narosa Publising House, 2005; 591-599.

274. Mais Jyoti D, Swati Bedekar, Shende K. L, "Estudo de Rachana Sharir descrito em Laghutrayee em comparação com Brihatrayee" AYUSHDHARA-Um Jornal Internacional de Pesquisa em AYUSH e Sistemas Aliados, 2018; 5 (1).

275. Gurib-Fakim A, "Medicinal plants: traditions of yesterday and drugs of tomorrow," Mol Aspects Med, 2006; 27:1-93.

276. Akshada Amit Koparde, Rajendra Chandrashekar Doijad e Chandrakant Shripal Magdum, "Natural Products in Drug Discovery", 2019.

277. Jonathan I. Achika1 , David Ebuka Arthur, Igelige Gerald , Adebiyi Adedayo, "Uma revisão sobre os fitoconstituintes e as propriedades medicinais relacionadas das plantas da família Asteraceae," IOSR Journal of Applied Chemistry, 2014; 7 (8) : 01-08.

278. Harleen Kaur Sandhar, Bimalesh Kumar, Sunil Prasher, Prashant Tiwari, Manoj Salhan, Pardeep Sharma. A Review of Phytochemistry and Pharmacology of Flavonoids. Internationale Pharmaceutica Sciencia. 2011; 1(1): 25-41.

279. Os polifenóis reduzem a gastrite induzida pela infeção por *Helicobacter pylori* ou pela administração da toxina VacA em ratinhos Antimicrob. Agents Chem, 50 (2006), pp. 2550-2552.

280. Daniel P. Damarque, Daniel R. Callejon, Gibson G. de Oliveira, Denise B. Silva, Carlos A. Carollo, Norberto P. Lopes. "O papel dos taninos como agentes antiulcerosos: um estudo baseado em imagens de fluorescência". Revista Brasileira de Farmacognosia.2018;28 (4) : 425-432.

281. Biswajit Majumdar, Susri Guha Ray Chaudhuri, Arun Ray,

Bandyopadhyay Sandip K. "Effect of ethanol extract of *Piper betle* Linn leaf on healing of NSAID - induced experimental ulcer - A novel role of free radical scavenging action." Indian J Expl Biol, 2003; 41 (2) : 311-15.

282. Mahendran P, Sabitha KE, Shyamal Devi CS, "Prevention of HCl-ethanol induced gastric mucosal injury in rats by *Garcinia cambogia* extract and its possible mechanism of action." Indian J Expl Biol. 2002; 40 (1) : 58-62.

283. Anirban Banerjee , Yusuf Chisti , U.C. Banerjee. "Streptokinase-a clinically useful thrombolytic agent," Biotechnology advances, 2000; 22: 287307.

284. Doggrell S.A, "Alteplase: descendência na infeção do miocárdio, ascendência nos acidentes vasculares cerebrais," Expert Opin Investig Drugs, 10 : 2013-2029.

285. Rafeza Khatun, Sudipta Roy e Md Aziz Abdur Rahman. Avaliação comparativa in vitro da atividade anti-inflamatória e trombolítica de três espécies de Mikania disponíveis no Bangladesh. Jornal de Farmacognosia e Fitoquímica 2017; 6(5): 1007-1011.

286. Zubeyir Huyut, Fukru Beydemir, e Elhami Gulcin . Propriedades Antioxidantes e Antirradicalares de Flavonóides e Compostos Fenólicos Selecionados. Biochemistry Research International . 2017; 1-10.

287. Watson WC, Gordon R, "Studies on the digestion absorption and metabolism of Castor oil," *Biochem. Pharmacol* , 1962 ;11: 229-236.

288. Pierce NF, Carpentor CCJ, Ellior H, Greenough WB, "Effect of Prostaglandin, theophylline and cholera exotoxin upon transmucosal water and electrolyte movement in Canine jejunam," Gastroentrology, 1971; 60 : 2232.

289. Sairam K, Hemalatha S, Kumar A, Srinivasan T, Ganesh J, Shankar M Venkataraman, "Avaliação da atividade antidiarreica em extractos de sementes de Mangifera indica," J Ethnopharmacology, 2003 ; 84 : 11-15.

290. Subhas C Mandal, Ashok Kumar. Estudos sobre a atividade antidiarreica do extrato de folhas de *Ficus hispida* em ratos. Fitoterapia 2002; 73: 663-67.

291. Daswani PG, Brijesh S, Tetali P, Antia NH, Birdi TJ, "atividade antidiarreica de *Zingiber officinale* (Rosc.)," Curr Sci 2010;98 (2) : 222-229.

292. Cowan MM, Produtos vegetais como agentes antimicrobianos. Clin Microbiol Rev, 1999; 12:564-582.

293. Uma Dharshini Karuppiah Vijayamuthuramalingam , Rajeswari Rajaram , Kalaivani Madhavaram Kuppusamy , Bhavana Jonnalagadda , Sumathy Arokiasamy, "Potencial anti-hiperglicémico e antioxidante de *Croton bonplandianus*. Fracções de fardos em correlação com o teor de polifenóis", Iran J Basic Med Sci, 2017; 20 (12): 1390-1397.

294. V.C. Devaraj, B.Gopala Krishna, "Atividade antiulcerosa de uma

formulação poli-herbácea (PHF) de plantas medicinais indianas," Chinese Journal of Natural Medicine,2013; 11 (2): 0145-0148.

295. Sofna D.S. Banjarnahor, Nina Artanti, "Antioxidant properties of flavonoids", Med J Indones, 2014 ; 23 (4) : 239-244.

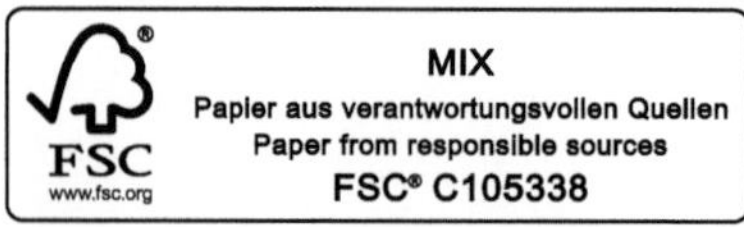